AF357286

Les Accidents du Travail

ÉVALUATION

(A L'USAGE DES MÉDECINS EXPERTS)

DES

INCAPACITÉS PROFESSIONNELLES

(LOI DU 9 AVRIL 1898)

PAR

LE DOCTEUR ROHMER

PROFESSEUR A LA FACULTÉ DE MÉDECINE DE NANCY

MEMBRE CORRESPONDANT DE LA SOCIÉTÉ DE CHIRURGIE

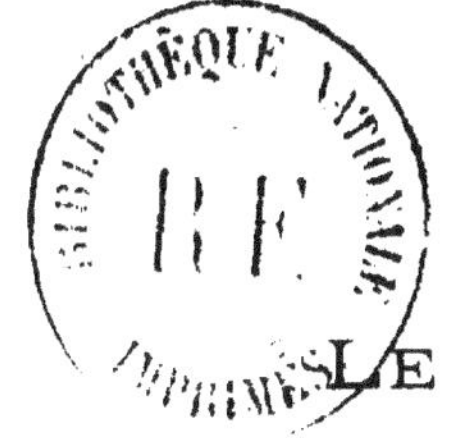

PARIS

MASSON et Cie, ÉDITEURS

LIBRAIRES DE L'ACADÉMIE DE MÉDECINE

120, Boulevard Saint-Germain, 120

1902

AVANT-PROPOS

Au début de l'application de la loi du 9 avril 1898 sur les accidents du travail, il est évident que la difficulté est grande quand il s'agit d'évaluer l'incapacité de travail causée par chaque lésion, et surtout d'estimer l'indemnité pécuniaire destinée à compenser la perte subie par le blessé dans sa capacité de travail. On passe forcément par une période de tâtonnements plus ou moins longue, et un grand nombre d'observations et d'expertises, ainsi que de nombreux jugements seront encore nécessaires avant qu'en France on arrive à une évaluation, non pas mathématique, mais tant soit peu exacte, des dommages causés par l'accident. Tous les traumatismes ne laissent pas, naturellement, de traces durables, en dehors de la cicatrice : ceux-ci évidemment ne méritent pas d'indemnité autre que celle nécessitée par l'incapacité de travail temporaire nécessaire à la guérison ; les lésions, au contraire, qui ont provoqué un trouble quelconque dans le fonctionnement d'un organe, doivent seules être indemnisées.

Au premier abord et en théorie, il parait bien simple d'évaluer une fois pour toutes une lésion, et d'appliquer à tous les cas semblables le même tarif ; en pratique, il n'en va plus de même ; d'abord, les mêmes traumatismes ne sont jamais absolument comparables entre eux, au point de vue intrinsèque ; ensuite, tant de circonstances viennent modifier la valeur de l'incapacité, tant de facteurs interviennent pour l'estimation du trouble occasionné (âge, sexe, position sociale, métier, complication, état général, maladies intercurrentes, etc., etc.) qu'il n'est pas possible de donner des chiffres mathématiques ; il faut donc se contenter d'une approximation suffisante et d'une moyenne assez élastique pour permettre autant que possible de s'adapter à toutes les circonstances accessoires qui viennent forcément modifier le chiffre primitif.

C'est ce qui s'est passé en Allemagne, en Autriche, en Suisse, en Italie et dans tous les pays où la loi sur les assurances fonctionne déjà depuis un certain nombre d'années ; c'est ce qui risque de se passer aussi en France, si l'on ne cherche pas à profiter de l'expérience acquise à l'étranger.

C'est dans le but de faciliter la tâche aux médecins d'assurances que nous avons entrepris de faire connaître ce qui, sous ce rapport, avait déjà été fait à l'étranger, et particulièrement en Allemagne.

Aussi, avons-nous largement mis à contribution un travail devenu classique en Suisse et en Allema-

gne, celui de Kauffmann (1), qui relate, au point de
vue médical, la jurisprudence qui a cours chez les
Allemands, en Autriche et en Suisse ; puis, le travail
plus récent de Bæhr (2), qui résume les évaluations
d'incapacités de travail des assurances privées et
publiques ; enfin, au point de vue plus spécial des
yeux, nous avons consulté l'ouvrage de Praun (3),
qui résume à peu près tout ce que l'on peut dire sur
la question ; celle-ci a cependant été complétée par
l'importante discussion qui a eu lieu sur la question
au début de l'année 1901, à la Société d'ophtalmologie de Paris, et qui montre l'opinion des oculistes
français sur l'évaluation des dommages oculaires,
les lacunes des méthodes suivies à l'étranger, les
desiderata à y ajouter pour rendre plus exacte l'évaluation des dommages oculaires.

A l'exemple de Kauffmann, nous avons, dans une
première partie du travail, passé d'abord en revue les
points généraux qui ont trait à la recherche et à l'appréciation des accidents du travail ; dans la seconde
partie, nous avons indiqué très succinctement les
particularités importantes au point de vue de la
nature des lésions, de la durée de leur guérison et
les chiffres qui indiquent la quotité de l'incapacité

---

(1) Dʳ Constantin Kauffmann. *Handbuch der Unfallverletzungen,*
etc. 2ᵉ édition, 1897. Stuttgard, F. Enke.

(2) Dʳ Ferd. Bæhr. *Rentensätze für glatte Schäden in privater
und obligatorischer Unfallversicherung.* Carlsruhe. I. Reiff. 1899.

(3) Dʳ E. Praun. *Die Verletzungen der Auges.* Wiesbaden. J. F.
Bergmann. 1899.

fonctionnelle provoquée par l'accident ; ces chiffres ont été surtout empruntés au tableau de l'assurance contre les accidents du travail pour la Basse-Autriche, à Vienne, et publiés dans l'ouvrage de Bæhr ; ils représentent assez bien la moyenne de tous les autres tableaux publiés dans le même ouvrage ou ailleurs. Enfin, si je me suis étendu un peu plus longuement sur le chapitre des accidents oculaires, c'est à cause de la grande importance qu'acquiert l'incapacité de travail quand il s'agit d'une lésion dans le fonctionnement de l'organe de la vision. Le rapport de Sulzer (1), à la Société d'ophtalmologie de Paris m'a été, à cet endroit, de la plus grande utilité.

------

(1) SULZER. *L'acuité visuelle au point de vue médico-légal*. Rapport présenté à la Société d'ophtalmologie de Paris. Séance du 8 janvier 1901 et suiv.

LES

ACCIDENTS DU TRAVAIL

(Loi du 9 avril 1898)

PREMIÈRE PARTIE

La loi française du 9 avril 1898 définit bien nettement dans quelles conditions les accidents survenus à l'occasion du travail sont susceptibles d'être indemnisés. L'article Ier de cette loi dit en effet :

« Les accidents survenus par le fait du travail, ou à l'occasion du travail, aux ouvriers et employés occupés dans l'industrie du bâtiment, les usines, manufactures, chantiers, les entreprises de transports par terre et par eau, de chargements et de déchargements, les magasins publics, mines, minières, carrières, et, en outre, dans toute exploitation ou partie d'exploitation dans laquelle sont fabriquées et mises en œuvre des matières explosives, ou dans laquelle il est fait usage d'une machine mue par une force autre que celle de l'homme et des animaux, donnent droit, au profit de la victime ou de ses représentants, à une indemnité à la charge du chef d'entreprise, à la condition que l'interruption du travail ait duré plus de quatre jours. »

Mais si les conditions dans lesquelles peuvent se produire les accidents sont bien définies, il n'en est plus de même quand il s'agit de savoir ce que l'on entend par accidents du travail.

Il est évident que dans la grande majorité des cas, il ne pourra y avoir doute : un membre écrasé ou arraché, une fracture par cause directe, un œil blessé, etc., tous accidents survenus par le fait même du travail, ou avec les instruments servant au travail, ne permettent pas un instant de douter de leur origine ou de leur qualité réelle. Mais il n'en est pas toujours de même ; et certaines lésions se trouvent être à la limite entre les affections d'origine réellement chirurgicale, et d'autres, d'ordre médical, et pour lesquelles, malgré toutes les apparences, l'étiologie est souvent beaucoup moins nette qu'elle ne paraît. C'est là, alors que le doute naît, et que la discussion commence.

La question à résoudre est alors celle-ci :

L'affection quelle qu'elle soit dont se plaint l'ouvrier est-elle réellement la conséquence directe du travail ? A-t-elle été aggravée par lui ? Ou encore, n'a-t-elle rien à voir avec les occupations professionnelles de l'ouvrier ?

Et d'abord, qu'est-ce qu'il faut entendre par *accident ?* La loi ne le dit pas.

Avec Kaufmann (1), cependant, nous dirons : quiconque subit un dommage dans son état de santé physique ou mental, ayant pour conséquence l'empêchement de son travail professionnel est victime d'un accident du travail ; il faut de plus, que le dommage puisse être imputé à un événement subit, c'est-à-dire nettement déterminable comme moment de production, et compris

______

(1) Dʳ C. Kaufmann, loc. cit.

dans un espace de temps relativement court ; c'est ce dommage devant entraîner à sa suite la mort ou la lésion physique, qui constituera l'accident.

Pas n'est besoin, pour caractériser l'accident, d'un événement extraordinaire qui trouble le travail, outre qu'il cause la lésion du blessé ; bien plus, l'accident, tel que l'entend l'esprit de la loi, peut se borner uniquement à la lésion du blessé. Par contre aussi, aucune interprétation de la loi ne permet d'étendre davantage le sens du mot accident, et en particulier à une série d'événements dont l'influence rétrospective peut en prolongeant son action, amener insensiblement la mort ou la lésion physique.

Bien plus, un effort extraordinaire pendant le travail, sera regardé comme une cause d'accident, s'il entraîne à sa suite une lésion physique démontrée ; les lésions qui en sont la conséquence doivent être indemnisées.

Il y aura effort extraordinaire, dans les conditions suivantes :

1° Quand le travail habituel demandera, pour être exécuté, des conditions pénibles et exceptionnellement défavorables ;

2° Quand l'ouvrier doit se livrer à un effort auquel il n'est pas habitué ;

3° Quand l'effort dépasse les limites nécessitées par le travail habituel, et cela par rapport à l'âge et à la force physique de l'ouvrier.

La distinction que nous allons faire entre *les accidents du travail* et les *maladies professionnelles* est importante, car elle entraîne cette autre conséquence, c'est que les premiers seuls sont indemnisés d'après la loi, tandis que les secondes, quoiqu'elles puissent de même amener une incapacité de travail, ne donnent droit à aucune indemnité.

I. — Limites entre les maladies professionnelles et les accidents du travail.

La distinction est parfois subtile ; cependant quelques exemples suffiront pour faire saisir les différences, suivant les cas ; avec Kauffmann, nous allons examiner les divers facteurs qui pourraient donner lieu à confusion.

a) MALADIES SURVENANT PENDANT LE TRAVAIL HABITUEL. — L'accident du travail est toujours supposé produit dans des conditions spéciales. Ces conditions font-elles défaut et survient-il un dommage physique pendant le travail habituel, il s'agit alors, non pas d'un accident du travail, mais de *l'éclosion soudaine d'une maladie pendant le travail, ou bien de l'aggravation des symptômes d'une maladie préexistante.*

C'est ainsi, par exemple, qu'un frisson survenu pendant le travail, chez un ouvrier, ne saurait être regardé comme un accident du travail, mais comme le symptôme prémonitoire d'une pneumonie ou de toute autre maladie aiguë. Il en sera de même d'une hémorrhagie cérébrale, d'une syncope, et des différentes douleurs, telles que points de côté, coliques, douleurs lancinantes dans les jointures, sensations de déchirures, etc., que le médecin, en se fiant aux seuls dires de l'ouvrier, devra éviter de mettre sur le compte d'un accident du travail ; c'est avec cette brusquerie aussi que peuvent survenir le lombago, la sciatique, et d'autres douleurs rhumatismales.

L'infection d'une plaie quelconque, occasionnée par le travail, sera considérée comme accident du travail, sur-

tout quand il est prouvé que l'infection a été produite par
la même occasion que la plaie.

b) LES MALADIES PROFESSIONNELLES ont, quand il est
question d'accidents, des limites plus étendues qu'en
médecine proprement dite ; on y comprend toutes les mo-
difications maladives du corps qui surviennent plus souvent pendant l'exercice du métier de l'ouvrier ; tels sont :
l'affaiblissement de la vision à la suite d'un travail de
nuit, le nystagmus des mineurs, la surdité consécutive
aux détonations de mines chez les mineurs et les car-
riers, l'irritation des mains chez les ouvriers qui manient
des substances irritantes, etc.

La maladie professionnelle représente le résultat final
de l'exercice d'une profession qui, pendant longtemps,
nuit insensiblement à la santé, tandis que l'accident du
travail est caractérisé par l'effet brusque d'un événement
qui porte préjudice au corps.

Mais il est souvent difficile de noter les limites entre
ce qui s'est produit brusquement ou insensiblement, d'où
il peut résulter des situations douteuses.

L'accident est donc caractérisé par un événement
limité au point de vue de sa durée, ce qui ne veut pas
dire que l'action sur le corps doive être exclusivement
limitée aussi. Ainsi le fait de respirer pendant plusieurs
heures d'une seule journée des vapeurs sulfureuses et
nitreuses, et amenant un accident à la fin de la journée,
ou encore de respirer pendant deux ou trois jours la
poussière des scories pendant l'extinction d'un incendie et
provoquant une pneumonie, constituent des accidents du
travail ; dans le dernier cas, il fut observé que le malade
se livrait d'habitude à un autre genre de travail, et par
conséquent n'était pas habitué à l'action des poussières.

En particulier, quand il s'agit des cas qui tombent sous le coup de la loi sur les accidents du travail maritime, la loi allemande établit cette distinction que, lorsque par le fait d'un événement fondamental en pleine mer, il survient brusquement une situation critique, il faut le considérer comme un accident, que le dommage corporel se produise immédiatement ou plus tard. Ainsi, pendant une tempête, l'eau douce d'un bateau était devenue complètement saumâtre ; à la suite de l'ingestion de cette eau continuée pendant plusieurs semaines, tout l'équipage, sauf un homme, fut atteint du scorbut, et trois hommes moururent. L'altération brusque de la provision d'eau douce a donc provoqué une situation critique, qui doit être regardée comme un accident.

Dans les maladies qui, d'après la règle, se développent insensiblement, il faut, pour prouver qu'il y a eu accident, un solide faisceau de preuves.

Les empoisonnements chroniques sont regardés comme risques professionnels, les empoisonnements aigus, par contre, comme accidents du travail.

Ainsi la nécrose phosphorée consécutive à l'inhalation des vapeurs de phosphore sera considérée comme une maladie professionnelle, au même titre que le tremblement mercuriel chez les ouvriers glaciers, ou l'empoisonnement chronique par le plomb chez les ouvriers qui manient le plomb ou la céruse ; tandis qu'on considérera comme accidents du travail l'inhalation exceptionnelle de fortes vapeurs phosphorées, ou l'empoisonnement par le phosphore lors de pénétration de ce produit dans une plaie ; il en sera de même pour l'inhalation de vapeurs sulfureuses ou nitreuses provoquant des accidents le jour même, ainsi que des vapeurs de chlore provoquant un catarrhe pulmonaire, etc. Il y a eu cependant sur ces questions, des jugements contradictoires rendus en Allemagne.

L'infection charbonneuse a été prise, tantôt pour un accident professionnel, tantôt pour un accident du travail. Ainsi, un garde forestier est piqué par une mouche charbonneuse, dans une forêt marécageuse pendant l'exercice de sa profession; cela a été considéré comme accident du travail, parce que cela s'était produit pendant le travail dans un endroit infecté par des insectes venimeux, de telle sorte que le travailleur est exposé dans une certaine mesure par le fait de l'exécution de son travail.

Mais si le même accident se produit en dehors du travail, il est évident qu'il rentre dans la catégorie des accidents ordinaires de l'existence, et que cela n'a plus rien à voir avec les accidents du travail.

L'inoculation de la variole a été considérée, dans un cas, comme accident du travail. Il s'agit d'un séranceur, qui, travaillant du lin, provenant d'un pays étranger, fut seul atteint de la variole; or, il fut prouvé qu'au moment de la récolte du lin la variole régnait dans son pays d'origine; on admit, dans ce cas, qu'il s'agissait d'un véritable accident du travail, et que les germes transportés dans le lin avaient été inoculés à l'ouvrier.

c) Lésions corporelles développées sous l'influence de professions malsaines (actions de la chaleur, du froid, d'un courant d'air, coup de chaleur, foudre, froid, attaques consécutives a des influences nuisibles sur le corps). — Lorsque l'action ou l'influence de tous ces agents se font sentir pendant plusieurs jours, c'est-à-dire, pendant un espace de temps prolongé, il n'y a plus accident. Il faut, au contraire, admettre qu'il y a eu *accident*, quand l'agent nuisible a exercé son action pendant quelques heures, ou tout au plus, pendant un jour ; et encore ne faut-il pas qu'il s'agisse d'un danger de l'existence ou du travail habituel. C'est ainsi que chez les employés de chemin de fer, par exemple, exposés à des variations continuelles de température auxquelles ils sont assujettis par leur service, on ne peut considérer comme accident du travail des lésions de la peau ou des organes respiratoires ; et cependant les employés du service ambulant sont assimilés aux travailleurs industriels.

C'est dans ce sens aussi qu'ont été indemnisés, en Allemagne, une congestion cérébrale consécutive à un travail prolongé pendant 8 heures devant un haut-fourneau, une maladie des yeux consécutive à un travail exécuté d'abord dans un endroit à température très élevée, puis brusquement dans une cave, avec une différence de 20° ; des pneumonies gagnées dans les mêmes conditions de changements brusques de température, etc., tandis qu'on refusa l'indemnité à un individu atteint de ramollissement cérébral, quoique le médecin aliéniste ait déclaré que la lésion était due à un travail longtemps prolongé à la chaleur ; à un voiturier atteint de maladie d'yeux à la suite de refroidissement ; à un menuisier, atteint de même d'affection oculaire consécutivement à une exposition prolongée à la poussière ; à une paralysie faciale due à un courant d'air ; à d'autres lésions, telles que pneumonies, crampes, tuberculose aiguë, maladies de la moelle épinière attribuées à une exposition longtemps prolongée au froid ou à l'humidité ; à une mort due au froid chez un marin atteint de fièvre jaune, etc.

Le coup de chaleur doit aussi agir rapidement, pour ainsi dire brusquement, pour donner droit à l'indemnité :

c'est ainsi qu'un travail pénible au grand soleil, chez des charpentiers, des couvreurs, ou chez des ouvriers obligés de garder une position pénible qui empêche la libre respiration, ou chez ceux qui, en outre de la chaleur, travaillent encore à la poussière, le coup de soleil doit être regardé comme accident du travail. L'indemnité a été refusée chez des ouvriers faisant, à la chaleur, un travail facile, ou n'ayant pas pris, contre le coup de chaleur, toutes les précautions recommandées.

La fulguration, qui est généralement un accident banal de l'existence, ne peut être indemnisée que si l'ouvrier foudroyé a été forcé par son travail de rester exposé aux atteintes possibles de la foudre, par exemple, sur un toit, près d'un bâtiment isolé, etc., conditions qui augmentent encore les chances de fulguration. Pour que l'accident du travail puisse être admis, il ne suffit donc pas non plus que l'ouvrier ait été simplement atteint dans un endroit découvert; le maniement d'instruments en fer capables d'attirer la foudre doit aussi être pris en considération.

Le refroidissement sera considéré comme accident, lorsque le danger de la vie habituelle est augmenté par l'accomplissement du travail (par exemple, un vent froid du Nord soufflant sur un chantier), et que l'action du froid sera courte et intense, de telle sorte que les premières apparitions du mal surviennent rapidement en quelques heures, et que les lésions corporelles se sont établies dans une seule séance de travail non interrompu. Encore faut-il qu'il n'y ait pas de circonstances aggravantes qui favorisent le refroidissement, telles que vêtements insuffisants, manipulation de neige ou de glace ou d'outils bons conducteurs du froid.

Les *maladies climatériques* survenant chez les marins

(fièvre jaune), ne peuvent à elles seules passer pour des accidents du travail. Ce n'est que dans le cas où, en même temps, il survient d'autres lésions en rapport avec un accident du travail, et qui peuvent favoriser l'éclosion ou la marche d'une maladie climatérique, qu'il y a lieu de songer à une indemnité légale.

Les attaques se produisent, à la vérité, brusquement, mais ne doivent pas être considérées comme accidents du travail :

1º Lorsqu'elles surviennent pendant l'accomplissement du travail habituel ;

2º Lorsque l'action qu'elles provoquent représente une influence longtemps prolongée et répétée dans un sens nuisible au corps.

Lorsque l'on trouve, sur les chantiers, des ouvriers morts d'une attaque, et que les signes de l'origine font défaut, il faut exclure un accident du travail :

1º Quand les signes extérieurs d'un accident font défaut, et que les circonstances qui paraissent favoriser une attaque peuvent être notées ;

2º Quand l'autopsie permet de découvrir une lésion interne qui, même au repos et en tout temps, aurait pu provoquer l'attaque.

On admettra qu'il y a accident du travail :

1º Quand des conditions brusques ont pu provoquer l'attaque ; telles sont : des températures extrêmes, des changements brusques de températures ou de pressions atmosphériques, des insolations (coup de chaleur), des tempêtes d'équinoxe ; puis, des émotions intenses, peur, chagrin, colère ;

2º Quand il s'agit de travaux astreignants et difficiles qui favorisent encore les congestions céphaliques, et que l'on sait, par expérience, pouvoir provoquer des attaques (se baisser, se raidir, porter ou soulever de lourdes charges, etc.).

Une maladie des vaisseaux, la sclérose artérielle constituent le plus souvent une prédisposition aux attaques. Plus celle-ci est marquée, plus est grand le risque qu'amènent les conditions qui dépassent les limites habituelles de la capacité de travail.

d) LÉSIONS SURVENUES LENTEMENT SOUS L'INFLUENCE DU TRAVAIL ET AGGRAVATION DE MALADIES CHRONIQUES (DURILLONS ET AMPOULES AUX MAINS, HERNIES DU BAS-VENTRE, TUBERCULOSE, BATTEMENTS DE CŒUR). — Une lésion corporelle résultant de l'accomplissement du travail habituel n'est pas comprise dans la liste des accidents du travail, surtout quand il s'agit d'usure corporelle ou de préjudice lié forcément à l'exécution du travail régulier. Le danger et les dommages de ce dernier genre ne tombent pas sous le coup de la loi sur les accidents du travail.

En Allemagne, la loi sur les accidents désigne les durillons et ampoules, ainsi que les hernies comme des lésions survenant d'habitude lentement sous l'influence du travail. Comme maladies chroniques pouvant s'aggraver par le travail, il faut citer en première ligne la tuberculose et les maladies de cœur.

I. — *Les durillons et ampoules,* ainsi que les suppurations qu'ils amènent aux mains, ne sont pas considérés comme accidents du travail quand ils surviennent dans le cours du travail habituel ; ils doivent, au contraire, être indemnisés, quand ces mêmes accidents surviennent dans des conditions déterminées, lors d'un travail difficile et exceptionnel, et en un court laps de temps.

II. — *Les hernies*, le plus souvent inguinales, doivent être indemnisées, quand, chez un individu qui en était dépourvu jusqu'alors, elles surviennent subitement à la suite d'un effort violent qui dépasse les limites habituelles du travail ordinaire.

III. — *La tuberculose* est une maladie qui, dans sa marche chronique peut ne pas influencer la capacité de travail pendant des mois et même des années ; mais son influence peut se faire sentir, et cela assez souvent, d'une façon soudaine, par des aggravations. Celles-ci peuvent survenir à l'occasion du travail journalier habituel auquel le patient est habitué, et comme manifestation du développement naturel de la lésion interne ; en pareil cas il n'y a pas accident du travail ; ceci s'applique aussi bien aux tuberculoses viscérales qu'aux tuberculoses externes ou chirurgicales. Les assurés ou leurs ayants droit regardent souvent comme un accident du travail les crachements de sang ou les apoplexies pulmonaires. Ces accidents ne doivent être indemnisés que s'ils sont provoqués par un effort inaccoutumé et extraordinaire nécessité par l'accomplissement du travail professionnel.

IV. — *Les battements de cœur* peuvent survenir à l'occasion du travail professionnel habituel chez un individu déjà atteint de maladie chronique du cœur ; il ne s'agit donc pas ici d'accident du travail. Par contre, il faut considérer comme accident de ce genre, les battements de cœur qui surviennent à l'occasion d'un travail exceptionnel qui peut provoquer ces battements aussi bien chez des gens bien portants que chez des cardiaques ; il en est de même des cas de mort qui surviennent en pareilles circonstances

V. — *Les hémorrhagies consécutives aux ruptures spontanées de varices* ne peuvent pas être considérées comme accidents du travail ; on a de même exclu de cette catégorie d'accidents (en Autriche), une maladie de matrice survenue pendant un travail habituel, et une péritonite consécutive à un ulcère de l'estomac.

II. — Recherches et appréciations des cas de mort.

a) Fréquence des cas de mort. — En Allemagne, de de 1886 à 1895, il y eut 2.023.829 accidents déclarés, et 431.490 furent indemnisés. Les cas de mort furent de 52.469, et comportent 2.59 p. 100 des cas déclarés et 12 p. 100 en chiffre rond des cas indemnisés. La proportion des cas mortels ainsi que des accidents graves aurait cependant diminué depuis cette époque (1887). (Bödiker).

En Autriche, de 1890 à 1895, il y eut 191.193 accidents déclarés, et 64.795 d'indemnisés ; sur ce chiffre, il y eut 3.841 cas de mort, soit 2 p. 100 de cas déclarés et 6 p. 100 d'indemnisés.

En Suisse, la statistique des inspecteurs de fabriques a donné de 1891-1894, 54.725 accidents déclarés et 403 cas de mort ; la mortalité des accidents retenus fut de 0.73 p. 100.

En Norvège, la première année du fonctionnement de la loi sur le travail (1896), il y eut, sur 80.000 assurés, 3.080 accidents déclarés, dont 53 cas de mort, soit 1.7 p. 100.

b) Causes de la mort. — L'office d'assurances de l'empire allemand a publié en 1890 les accidents industriels du travail, et en 1893 les accidents agricoles ; dans l'industrie, sur 15.970 accidents, susceptibles d'être indemnisés, on trouve 2.956 cas de mort ; sur 19.918 accidents agricoles, il y eut 2.236 cas de mort. Dans la première catégorie de faits, la statistique montre que sur 1.000 personnes assurées, il y a 4.14 blessés, et 0.77 morts ; dans la seconde catégorie, sur 1.000 assurés, il y a 1.59 blessés, et 0.18 morts.

Nous ne rapporterons pas le détail des cas de mort relatés par la statistique allemande, car le tableau, tout intéressant qu'il soit ne comporte qu'un intérêt théorique ; qu'il nous suffise de dire, qu'en résumé, on trouve, pour les différentes sortes d'agents vulnérants, et les diverses régions, les chiffres suivants :

	STATISTIQUE INDUSTRIELLE			STATISTIQUE AGRICOLE		
	CAS.	MORTS.	p. 100 par rapport au chiffre global des accidents à indemniser.	CAS.	MORTS.	p. 100 par rapport au chiffre global des accidents à indemniser.
I. Brûlures, cautérisations.	851	214	1.34	75	9	0.05
II. Plaies, contusions, fractures. — bras	5.150	101	0.63	6.324	86	0.43
membres infér..	4.078	189	1.19	6.158	187	0.94
tête et cou	1.783	692	4.33	1.802	585	2.94
tronc	1.689	519	3.25	3.339	767	3.85
plusieurs régions	15.691	2.679	16.78	19.545	1.996	10,02
III. Asphyxie	114	114	0.71	41	41	0.20
IV. Noyés	147	147	0.92	48	48	0.24
V. Gelures et divers.	18	16	0.10	71	19	0.10
VI. Foudre	»	»	»	73	61	0.31
VII. Coup de chaleur..	»	»	»	65	62	0,31

III. — **Recherche et appréciation des cas de mort par accidents du travail.**

Les relations de l'accident avec issue fatale peuvent être de deux sortes :

1° Ou bien il existe un rapport direct entre l'accident et la mort, et le premier est la cause immédiate du second ;

2° Ou bien, il n'y a qu'un rapport indirect entre les deux circonstances, et la mort est causée indirectement par l'accident.

D'après la loi allemande sur l'assurance contre les accidents, l'ouvrier doit être assuré aussi bien contre les accidents survenus pendant le travail, que contre leurs conséquences, même leurs conséquences indirectes, comme par exemple, la tuberculose survenue à la suite d'un séjour prolongé nécessité par un accident du travail ; il faut cependant que la tuberculose, si elle existait déjà avant l'accident, prenne un caractère aigu, peu de temps après l'accident.

La mort subite survenant pendant le travail habituel n'est pas considérée comme un accident de travail ; il n'en est plus de même, si l'issue fatale survient pendant ou à la suite d'un effort extraordinaire pendant le travail professionnel.

La recherche des causes de la mort doit être faite par un expert médical, et les compagnies d'assurances ont le droit de commettre cet expert pour faire l'autopsie ou y assister ; lorsqu'elles demandent elles-mêmes cette opération, elles doivent en supporter les frais. Si la famille du défunt refuse de laisser pratiquer l'autopsie, elle n'est pas admise à'prouver que la mort est causée par un accident du travail.

En cas que la mort soit causée directement par l'accident, l'autopsie n'est habituellement pas nécessaire, en ce sens que les circonstances du fait et les signes directs prouvent assez la relation entre la cause et l'effet. Le médecin est appelé à constater la mort par l'examen extérieur du cadavre, et autant qu'il le peut, à noter les causes de la mort.

Mais la plupart du temps, cet examen superficiel ne suffit pas, et pour que les causes de la mort puissent être nettement établies, il sera nécessaire de pratiquer l'autopsie.

C'est ainsi qu'un homme de 54 ans était occupé à surveiller la cuisson de viande de saucisses ; on l'appelle au dehors et au moment où il franchit le seuil de la porte, il tombe raide mort ; naturellement, on attribue le décès à une attaque ; mais l'autopsie montra qu'un morceau de foie de veau dur était enclavé dans le gosier et avait étouffé l'individu. Il était évident qu'il avait pris le morceau de viande dans le chaudron et avait voulu l'avaler rapidement, au moment où on l'appelait au dehors.

Dans d'autres cas, les tribunaux ont fait indemniser des cas de mort survenus chez des individus atteints de contusions de la poitrine ou de la tête, et chez lesquels l'autopsie a révélé, un cancer de l'estomac, ou de l'œsophage, ou encore une lésion du cœur.

Dans le cas où l'autopsie n'éclaircit pas les causes de la mort, il reste à prouver si, dans le genre d'accidents, ou dans les manifestations qui ont précédé la maladie ou la mort, il n'y a pas des raisons qui permettent plus ou moins de rattacher la mort à l'accident causal.

En dehors des cas mentionnés plus haut dans lesquels la mort est causée directement par l'accident, il ne sera pas nécessaire de pratiquer l'autopsie quand il n'y aura aucune trace de relations entre la mort et un accident professionnel.

Il est évident aussi que l'autopsie doit être pratiquée autant que possible dans des limites de temps convenables.

Dans les cas où l'autopsie n'a pas été pratiquée, la justice établira en toute liberté les relations causales et, si les circonstances le permettent, d'après des preuves de vraisemblance.

Il a déjà été dit que les cas de mort subite pendant le travail ne constituent des accidents du travail que lorsque la mort est la conséquence d'un effort extraordinaire. Si les circonstances de la mort sont nettement établies, la distinction ne souffre aucune difficulté. Celles-ci surgissent, au contraire, dans les cas, où la cause ne peut être démontrée.

En ce cas, l'autopsie est nécessaire; le médecin pourra habituellement, d'après ses résultats, démontrer s'il y a ou non relation entre la mort et l'accident, ou tout au moins, si cette relation est vraisemblable, ou bien s'il ne s'agit que d'une mort subite due à d'autres causes. S'il existe plusieurs causes possibles de la mort, il faudra examiner attentivement la possibilité d'une mort par accident, et prendre en considération les conditions immédiates qui ont entouré la découverte du cadavre.

Il est évident que la production volontaire de l'accident enlève au blessé tout droit à l'indemnité; il en sera de même pour le suicide. Toutefois, la démonstration d'un suicide devra être conduite très rigoureusement, étant donné qu'il s'agit d'un cas exceptionnel, et cela d'autant plus que la production involontaire de l'accident paraît exclue par les circonstances du fait et par un jugement raisonnable.

La production volontaire d'un accident ne sera pas admise comme telle, même s'il y a suicide, lorsqu'elle est consécutive à un trouble mental amenant l'irresponsabilité. Si le trouble cérébral est occasionné par un accident du travail, les survivants du suicidé ont droit à une indemnité, étant donné que dans ces conditions la mort doit être considérée comme une conséquence directe d'un accident du travail.

Dans certains cas, les suites pénibles d'un accident ou de violentes douleurs consécutives à un traumatisme peuvent excuser le suicide et on a admis, dans certains jugements, qu'elles peuvent amener l'irresponsabilité.

En cas de mort par chute dans l'espace ou par-dessus bord, il y a souvent lieu de se demander s'il y a eu crime, suicide ou accident. La distinction pourra se faire en se basant sur les circonstances concomitantes, et ce sera surtout facile en cas de crime. Par contre, quand il s'agit de suicide il faudra des preuves solides et non de simples présomptions. Si les preuves en faveur du suicide font défaut, on devra admettre qu'il y a eu accident.

Les présomptions en faveur d'un accident se tireront : des plaintes antérieures au sujet de la mauvaise installation et du mauvais éclairage du chantier, de l'absence de précautions, de signes de troubles mentaux, de l'absence d'autres facteurs causaux.

En faveur du suicide, on pourra invoquer : l'alcoolisme chronique, des motifs directs, certaines précautions ou préparations préliminaires pour accomplir le suicide, enjambement d'un parapet qui n'était pas nécessité par le genre de travail, enfin, le choix du genre de mort, comme la pendaison, ou autre.

Un coup de feu dans la tête sera toujours, en règle générale, regardé comme suicide et non comme crime.

IV. — **Du traitement, des recherches et appréciations des lésions corporelles occasionnées par les accidents du travail, ainsi que de leurs conséquences.**

1. — Définition de la lésion dans le sens de la loi sur les accidents du travail.

Par lésion corporelle, telle que la comprend la loi sur les accidents du travail, il faut entendre tout trouble qu'un accident du travail peut apporter dans l'état régulier du corps et de l'esprit, et qui amène un dommage dans la capacité de travail.

Par conséquent, tout ce qui peut troubler le fonctionnement régulier de l'organisme, aussi bien les lésions externes qu'internes, et de n'importe quelle fonction ou organe (troubles cérébraux ou autres) aura droit à l'indemnité, même si, au lieu de se produire brusquement et subitement, l'accident ne manifeste ses conséquences fâcheuses qu'à une époque plus ou moins éloignée du moment où il s'est produit.

2. — Conséquences des lésions corporelles.

Les conséquences d'un accident peuvent être directes ou indirectes.

Les suites directes d'un accident se produisent de suite

après celui qui en est la cause immédiate, et se développent suivant le tempérament du blessé.

Les conséquences indirectes sont produites d'une façon immédiate par l'accident, soit que la lésion corporelle ait son point de départ dans une nouvelle maladie indépendante de l'accident, mais dont l'éclosion a été favorisée jusqu'à un certain point par les suites naturelles de l'accident ; soit que la lésion corporelle ait été rendue manifesté par des circonstances indépendantes de l'accident et de ses suites immédiates, mais auxquelles le blessé a été exposé jusqu'à un certain point grâce à l'action fâcheuse de l'accident et de ses conséquences.

Nous passerons successivement en revue :

a) Les complications des plaies.

b) Les maladies survenant comme complications directes des traumatismes.

c) L'influence que peuvent avoir sur la marche des accidents du travail des maladies chroniques existant avant l'accident.

d) Les maladies survenant à la suite d'un traumatisme et celles qui préexistant à celui-ci ont été aggravées par lui.

e) La survenance pendant la guérison d'une nouvelle maladie indépendante de l'accident.

a) Complications des plaies. — Elles ne surviennent qu'en cas de plaies, et sont produites par des germes qui peuvent pénétrer dans la plaie au moment de la blessure ou plus tard ; ce sont : l'inflammation et la suppuration des plaies, la lymphangite et la lymphadénite, le phlegmon circonscrit et diffus, l'érysipèle, enfin, la septicémie et la pyohémie.

Avec les pansements modernes on peut éviter la

plupart de ces complications sur les plaies récentes, et même lorsque les germes ont déjà pénétré sur une plaie ancienne, on possède des moyens de les rendre inoffensifs. Ce qui ne veut pas dire que le médecin traitant doive toujours être tenu pour responsable des accidents qui surviennent à propos d'une plaie. On sait, en effet, qu'il est impossible d'aseptiser complétement une plaie déjà infectée. Souvent aussi il faudra mettre sur le compte de l'irritation intempestive de la plaie son évolution anormale ; ce sera le cas quand le blessé touchera et contusionnera maladroitement les plaies ou leur voisinage, et quand on emploiera des solutions antiseptiques (acide phénique) trop irritantes.

Lorsque la plaie et l'infection de celle-ci proviennent directement de l'exercice de la profession, l'indemnité est due pour l'accident, du moment que le fait a pu être prouvé ; peu importe alors que l'infection ait été produite par la malpropreté d'un pansement, par exemple.

Si une plaie contractée en dehors du travail professionnel est infectée à la suite de ce travail, l'indemnité est due, et il y a accident du travail.

1) *Erysipèle*. Le germe de l'érysipèle pénètre toujours dans l'organisme par une plaie ; si cette plaie est le résultat d'un accident du travail, l'érysipèle devra être considéré comme une conséquence directe d'un accident du travail.

Mais la chose n'est plus aussi simple pour l'érysipèle de la tête et de la face, alors que la plaie siège en un autre endroit du corps ; à la tête et à la face, c'est d'habitude une égratignure ou une petite solution de continuité de la muqueuse nasale qui est le point de départ de l'érysipèle. Pour qu'une indemnité soit justifiée,

il faut que le blessé puisse prouver que, par exemple,
dans l'hôpital ou la maison de santé où il est soigné, il
existe des cas d'érysipèle qui ont pu le contagionner.
D'autre part, une plaie placée près d'une oreille malpropre peut être atteinte d'érysipèle ; au médecin à
prouver que c'est la malpropreté de l'oreille qui a amené
la complication, au juge à déterminer si la plaie est
bien le résultat d'un accident du travail.

2) *Tétanos*. Cette complication est d'ordinaire occasionnée par un corps étranger resté dans la plaie et qui y
apporte les germes de la maladie. Elle éclate vers la 2e,
3e semaine, et même plus tard encore après la production de la blessure. Cette dernière est parfois si minime,
qu'elle passe inaperçue par le blessé ; le médecin seulement la découvre, au moment où il est appelé pour le
tétanos. Il est aussi possible que la plaie qui a constitué
la porte d'entrée pour le tétanos, guérisse spontanément
ou grâce à des soins médicaux et que, malgré cela, la
maladie éclate.

Pour ce qui est de l'influence d'un traitement bien fait
sur les plaies, on peut dire que le tétanos n'est plus guère
à craindre de nos jours après une opération, et qu'il est
même fort rare si la plaie accidentelle a été immédiatement examinée et soignée.

La négligence dans les soins apportés à la plaie ne
peut être reprochée au médecin, car il n'est pas prouvé
que cette négligence a pu occasionner le tétanos ; pas
plus qu'un pansement malpropre appliqué par le malade,
en dehors des soins médicaux, ne peut être invoqué
comme cause du tétanos, celui-ci pouvant parfois éclater
même à l'occasion de plaies parfaitement soignées selon
les règles de l'art.

b) Maladies survenant comme complications directes des traumatismes. — 1) *Delirium tremens*. Celui-ci peut éclater à l'occasion de blessures, d'opérations ou de maladies fébriles, chez des ivrognes de profession ; chaque blessure, quelque soit sa gravité et l'âge du blessé, peut l'occasionner, soit 2 à 6 jours après l'accident, soit plus rarement, dans les premières heures qui suivent un traumatisme (hémorrhagie). Le repos au lit et la fièvre sont des facteurs favorables ; c'est pourquoi il est bon, chez les ivrognes, autant que possible, d'appliquer des appareils qui permettent la marche et de traiter soigneusement les plaies afin d'éviter la suppuration et la fièvre.

La loi allemande sur les assurances assimile le délire alcoolique aux autres complications, et admet l'indemnité due au blessé, pour peu qu'on puisse prouver la relation avec une blessure par accident du travail, ou même seulement sa grande probabilité.

Le droit à l'indemnité devra donc être admis :

1° Quand il y a accident du travail ;

2° Le délire alcoolique devra éclater dès les premiers jours qui suivent la blessure, et en tout cas, pendant le temps que le blessé garde encore le lit. Une forte hémorrhagie, une suppuration abondante et une forte fièvre, conséquences directes de l'accident, augmentent les chances de probabilité en faveur d'une relation causale entre la blessure et le délire.

Le droit à l'indemnité sera refusé :

1° Quand il n'y a pas d'accident du travail (comme, par exemple, à la suite d'un refroidissement) ;

2° Quand le délire survient, alors que le blessé a déjà quitté le lit et circule. On considèrera comme une circonstance aggravante pour le blessé le fait d'avoir été,

avant l'accident, un ivrogne invétéré, et d'avoir eu déjà
du délire, mais sans aucune lésion extérieure.

2) *La pneumonie hypostatique* survient chez les gens
affaiblis et âgés, ayant déjà eu auparavant un catarrhe
chronique des bronches ; elle est surtout à craindre après
un séjour prolongé au lit ; et a souvent une issue mortelle.
La maladie est favorisée par des logements étroits, un
air vicié et une nourriture insuffisante.

3) *Thromboses et embolies consécutives aux fractures.
Embolies graisseuses.* — Après les fractures, il se produit fréquemment des thromboses veineuses limitées, sans
grandes manifestations extérieures ; il n'en est plus de
même lorsque la thrombose est étendue. D'après Bruns,
sur 53 cas d'embolies, 50 sont survenus dans des cas de
fractures simples, dont 44 dans des fractures de jambes
et 32 en cas de fractures de cuisses. La plupart des
malades avaient atteint un âge avancé. Les causes en
sont : une maladie (dilatation) des veines, des maladies
de cœur, un repos prolongé du membre fracturé ; la
cause directe siège cependant le plus souvent dans une
blessure ou une compression des veines au voisinage de
la fracture. Parfois, il peut se faire qu'une thrombose se
produise sur le membre sain du côté opposé à celui qui a
été fracturé.

La conséquence habituelle de la thrombose veineuse
est une diminution notable de la capacité de l'usage du
membre.

Une suite plus sérieuse est la désagrégation du caillot
et sa diffusion sous forme d'embolies dans le poumon, le
cœur ou le cerveau ; du côté du cœur et du poumon, la
mort subite est fréquente, et cela, dans le cours d'une

convalescence toute normale ; on peut l'observer entre le 4e et le 72e jour après la blessure. La guérison quoique plus rare, est cependant possible.

L'embolie graisseuse survient à la suite de fractures ou de lésions étendues des parties molles par écrasement ; les formes les plus graves sont l'embolie graisseuse du poumon et du cerveau qui se traduisent par de la dyspnée et du collapsus et amènent la mort.

c) INFLUENCES QUE PEUVENT AVOIR SUR LA MARCHE DES ACCIDENTS DU TRAVAIL ET SUR LEURS CONSÉQUENCES, DES MALADIES CHRONIQUES EXISTANT DÉJA AVANT L'ACCIDENT. — Il existe une série de maladies chroniques qu'on observe chez des gens adonnés au travail et qui peuvent avoir de l'influence sur les blessures.

Les lésions de la nutrition générale, l'anémie, la chlorose, et un grand nombre de maladies internes latentes, entre autres la néphrite chronique exercent une action grave sur les blessures qu'elles font traîner en longueur.

A la suite d'une lésion de nutrition générale, et surtout pendant la convalescence de maladies fébriles graves (pneumonie, fièvre typhoïde) on observe parfois la nécrose des parties lésées surtout en cas de contusion ou de plaies contuses. Ces mêmes malades sont surtout très sensibles au froid, et la gangrène par ce fait survient chez eux avec des températures qui ne sont pas très basses.

Il peut se faire, que sans cause extérieure bien spéciale, une collection sanguine sous-cutanée ou intra-musculaire se mette à suppurer, même lorsqu'elle est ancienne ; les agents de la suppuration proviennent d'habitude de l'intestin, et arrivent aux parties lésées par l'intermédiaire du courant sanguin.

Le diabète à son tour prédispose fort aux gangrènes :
et cela peut arriver non seulement chez des individus
depuis longtemps arrêtés dans leur travail à cause de la
maladie, mais chez ceux chez lesquels l'éclosion de la
gangrène après une contusion ou une blessure, avec des
apparences de bonne santé, donne l'idée de rechercher le
sucre jusque-là passé inaperçu.

A l'occasion d'un accident, des maladies chroniques
existant depuis longtemps, peuvent s'aggraver, sans
cependant avoir jusque-là entravé la faculté de travailler.
Ou bien, elles passent à l'état aigu et se terminent par la
mort, ou bien elles amènent des conséquences plus
sérieuses. L'accident n'est pas alors la seule cause de
l'incapacité de travail survenue, mais il exerce une action
fâcheuse concomittante. Malgré cela, le droit à l'indemnité subsiste, parce que, grâce à la maladie préexistante,
les conséquences de la blessure ont été plus fâcheusement influencées, ou même ont provoqué, soit l'incapacité
de travail, soit la mort.

L'aggravation d'une maladie préexistante en rapport
direct avec un accident doit être soigneusement établie,
et par cela même on montrera qu'il ne s'agit pas simplement du développement naturel de la maladie préexistante qui, par le fait de l'accident, n'a fait que se révéler.

La jurisprudence se base presque exclusivement sur les
appréciations médicales ; celles-ci seront souvent rendues
plus délicates et plus difficiles, par ce fait que les renseignements sur la maladie préexistant à l'accident feront
généralement défaut. L'appréciation devra, en pareil cas,
se limiter en admettant des probabilités plus ou moins
grandes d'aggravation par l'accident, mais en motivant
tout de même d'une façon aussi précise que possible, par
des faits certains, l'influence survenue.

C'est ici le cas de signaler l'influence de l'âge sur la marche des blessures par accident. Les vieillards opposent une force de résistance organique peu considérable aux influences extérieures. Aussi les blessures par accident prennent-elles souvent une allure grave et traînante, ou bien il survient dans le cours de la guérison par le fait de l'âge, certains inconvénients, qui, comme tels, ou en rapport avec les conséquences de l'accident et l'aggravation de lésions préexistantes, nuisent considérablement à la capacité de travail. Pour peu qu'un accident du travail ait produit un dommage, il ne faut pas que l'influence de l'âge porte préjudice en quoi que ce soit au droit à l'indemnité.

d) MALADIES DITES TRAUMATIQUES, AUTREMENT DIT SURVENANT A LA SUITE D'UN ACCIDENT, ET MALADIES PRÉEXISTANTES AU TRAUMATISME ET AGGRAVÉES PAR LUI. — 1) *Anévrysmes traumatiques.* — On sait par de récents faits, que chez des personnes à artères saines aussi bien que chez celles qui ont des artères athéromateuses, il peut survenir des anévrysmes à la suite de contusions; c'est ainsi que Kauffmann cite 1 cas d'anévrysme de la crosse de l'aorte, 2 de l'aorte abdominale, 2 de la crurale, 1 du-pli du coude et 1 de la paume de la main. Les causes occasionnelles en furent : une contusion grave du thorax, le choc du levier d'un cabestan, un coup de corne de vache, une roue de voiture, le port d'une charge trop lourde, un coup violent sur la paume de la main.

Ce n'est jamais immédiatement après le coup que l'on remarque une blessure ou une altération des vaisseaux, mais c'est toujours longtemps après le traumatisme qu'on s'aperçoit de la présence de la tumeur, et cela, dans un temps variant entre cinq mois et cinq ans et demi ; l'anévrysme de la crosse de l'aorte amena la mort au bout de dix-huit mois.

La relation entre le traumatisme et la lésion peut être établie par ce fait que des douleurs persistantes ont siégé à l'endroit contusionné, douleurs qui, plus tard, ont augmenté et s'irradiaient vers la périphérie.

Dans le cas d'anévrysme de la crosse de l'aorte, on admit une invalidité totale, et pour les anévrysmes des membres permettant plus ou moins le travail assis, on admit 2/3 et jusque 3/4 d'invalidité.

2) *Ostéomyélite*. — Les lésions locales, tels que chocs, contusions, heurts, sur les extrémités osseuses, ou encore des tiraillements musculaires violents, peuvent déterminer une localisation des microbes, et provoquer de la sorte, des périostites et des ostéomyélites, comme conséquences d'accidents, surtout si l'inflammation osseuse et ses manifestations générales se déclarent dans les quinze jours qui ont suivi le traumatisme, qu'elles ont arrêté le travail, et qu'elles ont été constatées par le médecin. Le refroidissement peut aussi amener une éclosion de la maladie, ainsi que l'humidité.

Dans toutes les formes d'ostéomyélites, il peut se produire une récidive à l'endroit primitivement malade. Après guérison totale, on a observé la récidive au bout de longues années (12-15) ; les traumatismes nouveaux peuvent favoriser cette récidive.

Si une indemnité a été accordée pour la maladie première, doit-elle l'être aussi pour la récidive ?

3) *Tuberculoses d'origine traumatique*. — Parmi les maladies les plus fréquentes et les plus graves, à la suite des traumatismes, il faut ranger les tuberculoses. Depuis

longtemps on connaît les relations qui existent entre le traumatisme et la tuberculose. La clinique et l'expérimentation en ont donné des preuves multiples. Il est avéré que les bacilles se localisent de préférence dans les épanchements sanguins résultant de contusions et de déchirures, à condition que le blessé soit déjà infecté par la tuberculose avant le traumatisme ou que l'infection se soit produite peu après. Ou bien le blessé présentait déjà avant son accident des signes généraux d'infection tuberculeuse, ou bien il avait les apparences d'une bonne santé.

En Allemagne, on ne tient pas compte des dispositions à la tuberculose antérieures à l'accident. De même, on indemnise l'affaiblissement général résultant de la tuberculose, et qui a augmenté par le fait du traumatisme. La même jurisprudence est appliquée aux cas de mort.

En Autriche, la prédisposition à l'éclosion des accidents tuberculeux est un facteur qui entre en ligne de compte pour la diminution du chiffre d'indemnité. En Suisse, la même chose a lieu.

Dans toutes les maladies tuberculeuses consécutives à un accident, le médecin doit résoudre trois questions :

1º La maladie est-elle survenue après l'accident ?

2º Ou bien existait-elle déjà avant l'accident et celui-ci l'a-t-elle aggravée ?

3º Ou a-t-elle, malgré l'accident, suivi son cours habituel, et les suites finales ont-elles été le produit de la marche naturelle de la maladie ?

La réponse affirmative aux deux premières questions comporte seule un droit à l'indemnité, tandis qu'il n'en est pas de même pour la troisième question.

La solution de ces trois questions devra toujours s'appuyer sur l'observation du cours de la maladie. En général, les maladies à marche rapide seront plus faciles à juger que celles à marche chronique qui mettent plusieurs années pour évoluer.

Il y a lieu de considérer surtout, comme conséquences les plus fréquentes des accidents, les tuberculoses suivantes :

α) Tuberculose osseuse et articulaire.

β) Tuberculose pulmonaire.

γ) Tuberculose méningée.

δ) Tuberculose testiculaire.

α) **Tuberculose osseuse et articulaire.** — A la suite d'accidents, on voit surtout la tuberculose éclater sur les os et les jointures qui se prennent d'habitude spontanément. La maladie évolue d'ordinaire lentement, d'une façon chronique.

Le diagnostic est surtout difficile pour le médecin quand il s'agit d'établir les relations entre la tuberculose et le traumatisme.

La première manifestation d'une tuberculose osseuse ou articulaire à l'endroit où a porté un traumatisme peut venir de ce fait que la lésion ne guérit point malgré un traitement des plus corrects ; il s'agit d'ordinaire d'entorse ou de luxations articulaires, ou encore de contusions des os et des jointures. Dans les deux circonstances, le gonflement ne disparaît pas dans les limites de temps normales, mais il persiste, de même que la douleur et la raideur articulaire. Peu à peu, les positions vicieuses caractéristiques deviennent plus évidentes, le gonflement et la rétraction musculaire plus accentués ; l'altération des lymphatiques de la région corrobore le diagnostic. Les poumons montrent des traces d'une ancienne maladie, et sont réellement atteints.

Si le malade change souvent de médecin, ou s'il n'a
pas été soigné par un médecin de suite après l'accident,
et que plus tard, il faille, après un seul examen, donner
un avis formel, l'hésitation et l'erreur sont fort possibles.
Six mois après l'accident, on peut déjà avec sûreté
diagnostiquer la tuberculose des os et des articulations ;
on peut même le faire en moins de temps. Parfois aussi,
une jointure longtemps contenue dans un appareil et
qu'on veut mobiliser, se gonfle peu à peu et devient douloureuse ; c'est la tuberculose qui éclate et s'y établit.

Quant à la marche et à la terminaison des tuberculoses osseuses et articulaires consécutives à un traumatisme, il y a peu de chose à en dire de spécial. Il s'agit
d'ordinaire de malades d'âge moyen chez lesquels l'évolution de la tuberculose est presque toujours fâcheuse.
La guérison locale avec ou sans opération est rare, et
des amputations sont souvent nécessaires. A tout cela
s'ajoute le danger d'une aggravation de la tuberculose
des organes internes, en particulier des poumons, avec
un pronostic bien sombre pour l'avenir.

β) Tuberculose pulmonaire. — D'après les docu-
ments fournis par la statistique allemande des accidents
du travail, il y a surtout deux sortes de lésions à la suite
desquelles on observe souvent la tuberculose pulmonaire ;
la lésion du poumon à la suite de contusion du thorax
d'une part, et d'autre part, un effort exagéré pendant
l'acte de soulever, de porter, ou de jeter de lourdes
charges ; dans l'un et l'autre cas, il en résulte des
déchirures vasculaires et des hémorrhagies ; elles constituent un excellent terrain pour le développement de la
tuberculose.

Comme pour les autres tissus, le poumon sain avant le

traumatisme, peut ne s'infecter qu'après avoir été blessé ;
les bacilles de la tuberculose se trouvant partout, le blessé
peut les absorber ; mais il y sera surtout exposé s'il vit
au milieu de tuberculeux, condition qu'il rencontrera surtout à l'hôpital si l'hygiène n'y est pas strictement observée.

Grâce à l'accident ou au traumatisme, une tuberculose pulmonaire déjà existante, mais latente, peut
s'aggraver et se développer brusquement.

A côté des causes signalées tout à l'heure (contusion
du thorax et déchirure des vaisseaux), il faut encore
mentionner le refroidissement : tel est le cas de ce meu-
nier cité par Kauffmann qui mourut de tuberculose pulmonaire après avoir, un jour, travaillé, pendant plusieurs
heures, les pieds dans l'eau glacée.

La tuberculose pulmonaire cause rarement la mort à
la suite des tuberculoses osseuses et articulaires. Les
rapports de ces deux sortes de tuberculoses sont variables :
le plus souvent une tuberculose pulmonaire préexistante
s'aggravera à la suite de l'accident ou par le séjour au
lit, ou le poumon peut s'infecter d'emblée ou à la suite
de la tuberculose osseuse et pulmonaire. Dans ce dernier
cas l'accident en est la cause, et une indemnité est due
aussi pour la tuberculose du poumon. Par contre, s'il
existait déjà avant l'accident une tuberculose pulmonaire qui plus tard a amené la mort, la tuberculisation
osseuse et articulaire consécutive à l'accident ne comporte
pas d'indemnité, en admettant, bien entendu, que, même
sans l'accident, la tuberculose pulmonaire aurait amené
la mort dans le même espace de temps.

Le point essentiel pour obtenir une indemnité, c'est
de savoir l'état de santé du blessé avant l'accident.

Il va de soi aussi qu'il faut prouver la relation causale
qui existe entre l'accident et la maladie des poumons.

A la suite de contusions du thorax, on constate des lésions locales à l'endroit où a porté le coup ; fracture de côtes, hémorrhagies (par toux ou par crachement de sang), ou bien il faut qu'au bout de très peu de temps il survienne de la pleurésie. La constatation de quelques traces de contusion à la surface du thorax, ne suffit pas par elle-même.

γ) **Méningite tuberculeuse.** — Dans quelques cas, on a observé des méningites tuberculeuses à la suite de lésions violentes sur le crâne. Sur 45 cas de tuberculose cérébrale observés à la clinique médicale de Zurich, Kræmer ne put trouver qu'un seul cas pour lequel la relation avec un traumatisme entrait en question.

Les premières apparitions du mal surviennent rapidement dès les premiers jours ou quelques semaines après l'accident. La plupart des auteurs pensent que le poison tuberculeux est fourni par un foyer latent renfermé dans l'économie (ganglions bronchiques), et qui, grâce à l'altération que le traumatisme fait subir aux méninges, trouve ainsi un terrain favorable à son développement ; Baumgarten, au contraire, d'après des observations particulières, croit qu'une éruption tuberculeuse existe à l'état habituel dans les méninges, et que le traumatisme lui donne un coup de fouet qui active son développement. Arnstein croit que le traumatisme produit des lésions du cerveau ou de ses enveloppes à l'endroit où a porté le coup, et que c'est là le point de départ des conséquences fâcheuses que l'on observe. Dans les cas où cette preuve pourrait être donnée, elles constitueraient de grandes présomptions en faveur des relations entre l'accident et la maladie ; celles-ci devront être admises aussi, si peu de temps après une lésion du crâne, on voit appa-

raître les premières manifestations de la maladie, et
aussi, lorsqu'une méningite tuberculeuse préexistante
s'aggrave et devient plus aiguë sous l'influence du traumatisme. Encore une fois, la simple possibilité d'une
relation entre un accident et ces lésions ne suffit pas, il
faut des faits certains pour donner droit à l'indemnité.

ε) **Tuberculose testiculaire**. — A la suite de lésions,
surtout de contusions des testicules, on a observé la tuberculose de ces organes. Sur 52 cas d'orchites, Kocher
a trouvé 6 fois le traumatisme en cause, G. Schröter a
fait la même observation, 6 fois sur 17 cas. La plupart
du temps, il s'agit de coup ou de contusion, parfois d'efforts, en soulevant une charge ou pendant la marche.
Avant l'accident, les malades peuvent avoir été bien portants ou entâchés d'hérédité, ou encore peuvent avoir une
tuberculose d'autres organes (voies urinaires ou poumons). La tuberculose, même à un stade peu avancé,
est facile à diagnostiquer d'une façon certaine ; elle peut
être unie ou bi-latérale ; dans le premier cas, elle peut
rester limitée au testicule malade, ou envahir le second,
ou encore se déclarer sur d'autres organes du corps.
Après la castration, on peut observer pendant plusieurs
années, soit la guérison, soit un état équivalent. Une issue
fatale est ici possible comme pour la tuberculose osseuse.
Les conditions de la détermination d'une indemnité se
différencient à peine de celles qui ont été indiquées à
propos de la tuberculose des os et des jointures. Il faut
surtout rendre attentif à ce fait que si une tuberculose
d'autres organes existait avant l'accident, la tuberculose
testiculaire survenue ou aggravée par le fait d'un accident ne devra pas être indemnisée, quand la tuberculose
préexistante, par sa marche naturelle, conduit à la mort.

4. *Marche des blessures compliquées de syphilis.* — En règle générale, les plaies, chez les syphilitiques, guérissent sans encombre. Il n'existe que de rares cas où la cicatrisation n'eut lieu qu'après administration d'iodure de potassium.

On connaît surtout l'influence de la syphilis sur les fractures; qu'il s'agisse de syphilis ancienne ou récente, les fractures se consolident généralement sans encombre; exceptionnellement, la consolidation peut être retardée (pseudarthrose).

Occasionnellement, il existe chez les syphilitiques une fragilité anormale des os, de sorte que l'un de ceux-ci peut se briser pour la moindre cause. En pareil cas, l'os fracturé est sain en apparence, ou bien il existe à l'endroit de la fracture une tumeur d'origine syphilitique (gomme).

Le sarcocèle syphilitique peut se développer à la suite d'une blessure du testicule.

La kératite interstitielle a pu survenir, à la suite de traumatisme oculaire, chez des individus entachés de syphilis congénitale (Bronner).

Même l'aggravation de lésions syphilitiques survenue à la suite de traumatismes accidentels, comme conséquence directe de ces traumatismes, et à l'endroit où ils ont porté, est passible d'une indemnité.

En cas de lenteur dans la guérison de plaies accidentelles, on devrait toujours, par précaution, appliquer au malade un traitement antisyphilitique énergique.

5. *Tumeurs d'origine traumatique.* — On sait qu'à la suite de traumatismes il peut se développer des tumeurs bénignes et de mauvaise nature; de tout temps, on a considéré le trauma comme une cause occasionnelle de la

formation des tumeurs. Wolff, sur 574 cas de tumeurs observés à la clinique de l'Université de Berlin, a trouvé que dans 1/8 (12.2 p. 100) des cas pour le cancer et 1/5 pour le sarcome un traumatisme a pu être invoqué comme cause.

En Allemagne, le droit à l'indemnité est reconnu dans les circonstances suivantes :

1° Il faut que l'accident soit réellement prouvé, et qu'il s'agisse d'un cas bien avéré et déterminé. S'il existe une série de circonstances impossibles à rattacher au même moment et qui, dans leur ensemble seulement, ont pu provoquer l'éclosion de la tumeur, il n'y a plus accident dans le sens précis de la loi. Par conséquent on excluera du droit à l'indemnité tous les cas de tumeurs qui peuvent être rapportés à des influences traumatiques répétées (irritations chroniques);

2° La lésion occasionnée par l'accident doit être importante, de telle sorte que le blessé soit forcé de quitter son travail, et que des altérations précises puissent être déterminées comme conséquences de la blessure, ou bien il faut que l'accident provoque une incommodité ininterrompue;

3° Il est nécessaire que l'accident ait intéressé l'organe ou la région où plus tard la tumeur va se développer; exemples : un sarcome du poumon à la suite d'une contusion du thorax, un sarcome rétro-péritonial consécutif à une contusion de l'abdomen, un cancer de l'estomac consécutif à une contusion intense de la région stomacale. On récusera, au contraire, par exemple, un cancer de l'estomac survenu après une lésion de la région du dos.

En cas que le malade appartienne à une famille exempte de tumeurs malignes, et que le cancer se développe chez lui à un âge relativement peu avancé, on tiendra compte de cette circonstance pour plaider en faveur du droit à l'indemnité.

Par contre, on rejettera comme condition favorable au développement du cancer, le fait qu'un malade a été affaibli par un traumatisme sérieux, en se basant sur cette opinion qui veut que le cancer se développe moins facilement sur un organisme affaibli, que sur un individu à tempérament vigoureux.

Le développement d'une tumeur à la suite d'un accident peut être rapide, de telle sorte que la production apparaît nettement après peu de semaines ou quelques mois, et amène rapidement la mort (sarcome), ou bien il existe pendant longtemps des symptômes indéterminés, et la tumeur ne devient apparente qu'au bout de quelques années. Même à ce moment, il faudra envisager le droit à l'indemnité qu'aura pu donner la diminution de la capacité de travail.

6. *Névroses et psychoses traumatiques.* — *α*) Les soi-disants névroses traumatiques. — A la suite d'accidents, c'est surtout après les catastrophes de chemin de fer que l'on voit chez les blessés des lésions nerveuses fonctionnelle (railway spine). Oppenheim a donné aux accidents nerveux résultant de n'importe quel traumatisme, le nom de *névrose traumatique;* par là, on entend les états les plus divers, neurasthéniques, hystériques et hypocondriaques que l'on peut observer à la suite d'accidents. La lésion corporelle, en elle-même, n'a que peu de rapports avec ces états ; parmi les blessés, l'un est atteint d'une façon, l'autre d'une autre, beaucoup même n'ont pas de traumatisme bien notable.

En se plaçant au point de vue spécial de l'assurance sur le travail, Strümpell caractérise de la façon suivante les relations entre l'accident et la lésion nerveuse : « Ce n'est pas le traumatisme corporel par lui-même, mais bien l'excitation psychique résultant du traumatisme et les idées que celui-ci provoque qui constitue la cause essentielle de la maladie. Cette irritation psychique et ses conséquences se montrent volontiers (et la chose est facile à comprendre) chez les malades indigents de la classe ouvrière. Car, chez ces malades, après chaque accident, la question se pose en premier lieu, de savoir si le cas va avoir comme conséquence un long empêchement de travail, si les malades auront le droit de réclamer une indemnité, etc. Ce qui fait que les malades se préoccupent constamment dans leur for intérieur de leur accident et de ses conséquences. De cette peur des suites graves de l'accident, il résulte une exagération et une amplification de leur propre mal. Bref, de ce point de départ purement psychique, résulte une entité morbide bien connue des médecins qui ont occasion souvent de voir et d'observer ce genre de malades. Le plus souvent c'est la région du corps directement lésée (tète, dos, colonne vertébrale, membres) qui constitue le centre des souffrances subjectives (douleurs, raideur, etc.). Autour de ce point central se groupent tous les symptômes nerveux généraux possibles (céphalalgie, vertige, faiblesse générale), et par-dessus le tout se greffe le désaccord psychique qui, tantôt prend la forme d'hypocondrie ou de mélancolie, tantôt se caractérise par un affaissement, un manque d'énergie et de confiance en soi-même. »

Les traités récents de médecine et de maladies nerveuses décrivent en détail l'image classique de la névrose traumatique. Peu de chose doit être ajouté pour compléter ce qui a trait à la pratique des accidents du travail.

Au point de vue de la fréquence, Jessen trouve que sur

500 blessés par accidents, il y a 2,50 p. 100 de névroses traumatiques. Maas a trouvé que sur 160 blessés survivants de l'accident du chemin de fer de Hugstetten (3 septembre 1882), 3, c'est-à-dire 2 p. 100, montrèrent encore longtemps après des troubles psychiques et nerveux. Sur les 292 blessés survivants de la catastrophe de Mönchenstein (14 juin 1891) et de Zollikofen (17 août 1891) 30 à 40 (10 p. 100) furent atteints de névroses.

La prophylaxie des névroses traumatiques, dit Strümpell, a une bien plus grande importance pratique que leur traitement. Page demande, en effet, que les victimes d'une catastrophe de chemin de fer, même quand elles ne sont pas du tout ou seulement légèrement blessées, doivent, dans les premiers temps de l'accident, garder un repos physique et psychique complet. C'est là une recommandation importante que Kauffmann appuie aussi de son autorité et de son expérience. Même sans lésion, il est bon de confiner le blessé au lit pendant 5 à 8 jours, de prescrire une nourriture substantielle et un sommeil prolongé, puis de défendre l'alcool et le tabac. Les douleurs d'une contusion sont bien calmées par des compresses chaudes et humides ; plus tard, un massage modéré interviendra avantageusement. Il sera bon aussi de faire comprendre aux malades que leurs douleurs dureront encore un certain temps, puis finiront par disparaître d'elles-mêmes. Le travail devra être repris sitôt que possible, ce sera le plus sûr moyen de guérison ; si celui-là échoue, tous les autres ne réussiront pas. On trouve, en effet, chez presque tous ces malades, une passivité et une résistance désespérantes aux divers traitements (hydrothérapie, électrisation, massage, gymnastique, remèdes internes) : pour eux, rien ne leur fera de bien, et ne sert à rien. Par la concession d'une forte indemnité sous forme de rente, les neurasthéniques et les hypochondriaques ne font qu'augmenter leurs plaintes et leurs maux imaginaires.

La recherche et la critique de chaque type de maladie constitue une des plus lourdes tâches de la pratique des accidents. De véritables symptômes objectifs manquent totalement et les symptômes subjectifs sont soumis à des changements et à des variations notables.

Aussi ne faut-il porter le diagnostic de névrose traumatique qu'avec la plus grande réserve. Les manifestations les plus diverses peuvent être comprises dans ce diagnostic. Dans beaucoup de cas, il serait plus juste de noter les symptômes existant simplement comme conséquences de l'accident et de renoncer à un diagnostic. La marche ultérieure permet souvent de reconnaître facilement une maladie nerveuse ou psychique, tandis qu'au début des manifestations indéterminées font penser à une névrose traumatique.

Tous les observateurs confirment que certains cas sont faciles à reconnaître lors d'un premier examen ; mais il n'en est pas toujours de même, et alors il est nécesaire de soumettre le blessé à un examen et à une observation prolongée, au besoin de l'hospitaliser, afin de pouvoir dépister des symptômes qui mettront sur la voie.

Il faut toujours envisager la possibilité de la simulation ; tous les symptômes de l'hystéro-traumatisme peuvent être simulés et l'ont été. Il ne faut pas prendre toutefois pour de la simulation, l'exagération et l'amplification des symptômes subjectifs dans le cas de mélancolie et d'hypocondrie. D'autre part, des simulateurs pris comme tels, ont été reconnus plus tard atteints de lésions graves véritables.

Au point de vue de la marche et du pronostic, on peut dire que, comme toujours, la nature tend elle-même vers la guérison ; et celle-ci est aussi fréquente à la suite des lésions occasionnées par des collisions que lorsqu'elles proviennent de toute autre origine.

Les cas les plus graves sont ceux qui se rapportent à l'épilepsie, à la démence ou à des lésions organiques du cœur.

Dans bon nombre de cas, le règlement de l'indemnité amène de l'amélioration et même la guérison ; par contre, lorsque cette question traîne en longueur, l'influence en est mauvaise sur les malades. Il faut éviter aussi, autant qu'on le pourra, que, pendant des mois et des années, les malades se traînent d'un médecin à l'autre.

Comme il est impossible, sauf à de très rares exceptions près, de spécifier toujours exactement le pronostic, le paiement d'une rente sera la forme d'indemnité la plus juste, et non celle d'un capital, car la base en est tout à fait incertaine.

Dans les formes graves, et il faut entendre par là tous les troubles mentaux prononcés, la perte notable de l'intelligence et de la mémoire, l'épilepsie, les variétés de lésions qui s'accompagnent d'atrophie optique, de dilatation pupillaire, etc., doivent être regardées comme ayant provoqué une incapacité de travail absolue.

Pour les autres cas, il faut bien se garder d'attribuer un chiffre élevé de rentes ; elles ne devront, pratiquement, être données qu'aux malades pouvant montrer les conséquences immédiates et non imaginaires de l'accident. Strümpell est surtout d'avis de repousser les prétentions des hypochondriaques (même quand il n'y a pas, de leur part simulation) ou au moins de ne rien décider qu'avec la plus extrême réserve. Ce n'est que de cette façon qu'on aura des chances de régler équitablement les prétentions des victimes d'accidents et de ne pas transformer en chose nuisible le bienfait qui devrait résulter pour les blessés de l'application de la loi sur les accidents.

Signalons encore, en terminant, ce qui a trait aux névroses traumatiques en général, les *névroses traumatiques locales* qui consistent en troubles nerveux survenus aux extrémités exposées aux blessures et sur leurs environs. Il s'agit là d'hyperesthésie ou de paralysie de la sensibilité, de contractures ou de paralysies d'un membre entier ou d'un de ses segments. On attribue ces cas à l'hystérie traumatique, et sans faire de distinction, on dit qu'il y a une hystérie traumatique localisée.

β) **Epilepsie traumatique.** — L'épilepsie ne se développe jamais qu'un long temps, même plusieurs années après le traumatisme, et sans que ce dernier ait besoin de présenter un appoint spécial. En Allemagne, la limite de la preuve admise pour le blessé est indéfinie, tandis qu'en Autriche et en Suisse elle est d'un an à partir de l'accident.

L'épilepsie est rarement observée comme maladie consécutive à un traumatisme. La statistique allemande des accidents du travail en cite un cas dans les plaies des membres. Dans la statistique allemande de la guerre de 1870-71, sur 77.461 blessés non mortellement, il y eut 17 cas d'épilepsie réflexe périphérique, ce qui donne une fréquence de 0,076 p. 100.

Pour avoir droit à l'indemnité, il faut que le blessé apporte la preuve qu'avant son accident il n'était pas sujet à des attaques d'épilepsie, et pour éviter la simulation, il sera indispensable qu'une crise au moins soit vue par le médecin.

Ce qui militera surtout en faveur de l'origine traumatique de l'épilepsie, c'est le point de départ, ou aura de la
crise épileptique. L'attention sera surtout attirée sur les
crises épileptiques en rapport avec une lésion du crâne.

γ) **Paralysie agitante d'origine traumatique.** —
Walz, cité par Kauffmann, a rassemblé 54 cas de paralysie agitante d'origine traumatique ; comme variétés de
lésions, il faut citer : un ébranlement général (6 fois),
plaies piquantes et coupantes (7 fois), brûlures et gelures
(1 fois), entorse, luxation, fracture (4 fois), contusions et
lésions mal déterminées (8 fois).

Le symptôme caractéristique, le tremblement, ne man-
quait que dans un cas. La relation entre la maladie et
le traumatisme peut être immédiat (le tremblement apparaît quelques jours après l'accident) ou médiate (le tremblement n'apparaît que quelques mois à plusieurs années
(1-4) après le traumatisme); dans l'intervalle, on constate
des douleurs, de la faiblesse ou de la raideur dans le
membre blessé. Quand le traumatisme est localisé, le
tremblement apparaît d'abord dans la région blessée.
Quand le tremblement est généralisé, il apparaît tout
d'abord sur les membres supérieurs.

L'âge des malades a varié entre 37 et 72 ans.

L'indemnité est d'abord partielle ; plus tard, elle devient
totale, parce que le pronostic devient plus sérieux, et que
les malades dans les stades ultérieurs de paralysie sont
obligés de recourir aux soins d'autrui.

δ) **Les psychoses traumatiques.** — Il n'est pas rare
de voir, à la suite de traumatismes du crâne, et même
d'autres parties du corps, survenir des troubles mentaux ;
on les estime à 3 p. 100 des maladies mentales en géné-

ral. On admet en général, que chez les individus atteints de psychoses à la suite de traumatismes, il y a une certaine prédisposition due à l'hérédité, à l'alcool, à la syphilis, etc.

Quand la maladie mentale n'est pas directement en rapport avec le traumatisme, on dit qu'elle est primitive ; quand, au contraire, il existe un lien intime entre le traumatisme et la maladie, on dit que la maladie mentale traumatique est d'origine secondaire. Dans ce cas, la relation avec le traumatisme sera établi par les bizarreries d'esprit, les excitations psychiques et les troubles dans la mobilité et la sensibilité.

Il n'existe pas de forme spéciale de troubles mentaux à la suite des traumatismes ; mais on observe surtout fréquemment la *paralysie générale progressive.*

Luib a signalé certains symptômes qui, alors qu'on les observe à la suite de traumatismes, pèsent d'un grand poids en faveur des rapports directs entre la psychose et l'accident ; tels sont : 1º une certaine irritabilité, moins fréquente dans d'autres psychoses, et qu'on retrouve dans toutes les périodes de la maladie ; 2º un changement de caractère notable qui pousse les malades au vagabondage et à des excès de toute sorte ; 3º de grandes tendances à des congestions du côté du cerveau ; 4º fréquence de certaines hyperesthésies et sensations subjectives telles que scintillements, vision d'étincelles, du côté des yeux ; audition de cloches, de murmures, du côté des oreilles ; 5º sensations anormales, confusion des idées, difficulté de penser, vertiges, maux de tête, sensation de clou dans la tête ; cette dernière ayant son point de départ, ou étant localisée à l'endroit où a porté le traumatisme ; 6º persistance ou aggravation de paralysies motrices et sensitives, comme signes d'une maladie cérébrale traumatique persistante ; 7° enfin, il faut ajouter la production d'attaques apoplectiques et épileptiques.

Le pronostic des psychoses traumatiques est mauvais ; la guérison est rare ; souvent (20 p. 100 d'après Luib) la mort est la conséquence de la maladie mentale.

Quant à la paralysie générale progressive, la plus fréquente des psychoses traumatiques, on trouve, d'après Gudden, que 46 fois (7,7 p. 100) sur 596 cas, elle a eu un traumatisme comme cause. Dans 18 cas, la paralysie existait déjà avant l'accident, et fut aggravée par le traumatisme. Dans 21 cas, la paralysie fut incontestablement causée directement par l'accident, et 18 fois elle ne suivit qu'un long temps ce dernier.

Le traumatisme atteignit habituellement la tête et le cerveau, et a primitivement provoqué une syncope ; 4 fois il y eut fracture du crâne. Dans la plupart des cas, on peut retrouver de l'hérédité ou de la syphilis, comme expression d'une disposition particulière des individus. En général, on observe la maladie à un âge beaucoup moins avancé quand elle est d'origine traumatique, que quand elle est due à une autre cause.

L'indemnité pourra être refusée dans les cas où, les symptômes de la maladie mentale ne se manifestent que plusieurs années après le traumatisme, alors que, dans l'intervalle, le blessé avait une mentalité absolument normale et qu'il a pu se livrer à son travail ; il en sera de même dans les cas où une psychose existant antérieurement à l'accident aura été aggravée par celui-ci.

Par contre, on admettra que le blessé avait, avant l'accident une mentalité normale, quand pendant les années qui ont précédé le traumatisme, il a pu, par son travail, gagner un gain raisonnable, et aussi quand ses compagnons et ses surveillants affirment n'avoir jamais observé aucun signe de troubles cérébraux.

7) *Le tabes dorsal d'origine traumatique.* — C'est surtout Hitzig qui, dans un travail important, a précisé les rapports entre le tabes et le traumatisme. A côté de 2 cas personnels, il en a trouvé 9 autres dans la littérature, dans lesquels on n'a pu trouver d'autre cause que le traumatisme. L'aspect clinique ne présente rien de particulier ; cependant les premiers symptômes apparaissent fréquemment dans la région atteinte par le coup.

Wendel a pu prouver que, dans 9 cas de tabes dans lesquels on accusait le traumatisme d'être la cause occasionnelle, 7 fois le tabes préexistait à l'accident. Bernhardt a publié un cas d'aggravation aiguë d'un tabes existant avant le traumatisme.

Pour pouvoir admettre la relation directe entre le traumatisme et le tabes, il faut : 1) que le blessé ait été atteint soit peu de temps avant l'accident, soit immédiatement après de tabes ; 2) prouver que le blessé n'était pas syphilitique et qu'il n'existe aucune autre cause de tabes ; 3) le traumatisme doit avoir une certaine importance ; 4) les symptômes doivent s'être manifestés dans les limites d'un an après l'accident.

Comme les tabétiques sont pendant longtemps capables de gagner leur pain, et que pendant ce temps ils ne se doutent pas de l'existence de leur maladie, le conseil de Frick est bon à suivre, quand il dit que, dans chaque maladie des os et des jointures à étiologie incertaine, il faut toujours rechercher l'état des réflexes tendineux et l'état des pupilles.

8) Wendel a cité 4 cas de *sclérose multiple*, d'origine

traumatique, qui purent être nettement reconnus 4 à 13 mois après l'accident.

Environ 10 p. 100 des cas publiés de *syringomyélie*, sont d'origine traumatique. Ce sont des chutes, des coups, des contusions sur la colonne vertébrale, on a encore des lésions périphériques qui, grâce à une névrite ascendante, peuvent donner lieu à l'éclosion de la maladie.

9) *Diabète traumatique*. — L'éclosion du diabète à la suite d'un traumatisme est confirmée par de nombreuses observations. Ebstein, sur 116 cas de diabète observés dans sa clientèle, en trouva 6 d'origine traumatique. W. Asher a rassemblé dans la littérature ce que l'on sait au sujet des symptômes cliniques du diabète traumatique dans le but d'éclaircir la question des assurances, et voici comment, d'après Kauffmann, il décrit ces faits : On observe le diabète traumatique à chaque âge, mais dans la jeunesse et l'âge mûr, surtout chez les hommes, aussi bien chez des gens bien portants que chez ceux qui présentent des prédispositions. Les lésions de la tête sont la cause la plus fréquente, puis viennent par ordre de fréquence celles du dos et de l'abdomen.

Les symptômes, ainsi que la marche, sont ceux du diabète ordinaire. Le diabète traumatique peut apparaître le jour de l'accident ou très peu de temps après, par conséquent d'une façon aiguë, ou encore lentement, de telle sorte qu'on ne le découvre qu'après plusieurs années. L'une et l'autre forme, aussi bien l'aiguë que la chronique, peuvent arriver à guérir ou rester stationnaires ; dans ce dernier cas, la mort peut survenir dans un laps de temps variant de 1 à 5 ans.

Asher met en doute l'action du traumatisme comme

étiologie, lorsque 3 à 5 ans se sont écoulés depuis l'accident. Kauffmann va même plus loin : Dans tous les cas,
dit-il, où l'on n'a pas pratiqué l'examen des urines trop
tôt après l'accident, et fréquemment, le médecin n'est
pas en droit d'admettre une simple possibilité de relation entre la maladie et l'accident, quand plus tard,
c'est-à-dire, un à trois ans après cet accident on trouve
du sucre dans l'urine. Il s'agit alors de blessés chez
lesquels il faut admettre une prédisposition au diabète
(hérédité, goutte, obésité, syphilis).

Des névroses traumatiques peuvent précéder l'apparition du diabète et même, plus tard, en compliquer l'image
clinique.

Pour assurer le diagnostic et le pronostic, il faut faire
un contrôle exact et une observation de 2 à 3 mois. Si,
pendant ce temps, la maladie n'a pas une tendance à
l'amélioration, c'est qu'il y a peu de chance de guérison.
Chez les malades directement atteints, la maladie doit
toujours être considérée comme sérieuse. Le diabétique
est exposé à de nombreuses complications. La diète et le
régime spécial sont aussi importants pour le travailleur
que pour des malades d'une situation sociale plus élevée.
Un travail continu et fatiguant peut aggraver la maladie.

10) Kauffmann cite sous le nom d'*anémie pernicieuse*
un cas dans lequel un ferblantier, dans une chute, se
fractura deux côtes près du sternum ; immédiatement
après l'accident, le médecin avait constaté un gonflement, une tension et une sensibilité à la pression très-
grande de la région stomacale ; le blessé continua, dans
la suite, à se plaindre de douleurs vers l'épigastre,
maigrit, et perdit peu à peu ses forces ; il mourut un an

après, et on admit qu'il y avait eu une affection de l'estomac (hémorrhagie) due à l'accident et qui devait être indemnisée.

Hermann a rapporté 3 cas de *leucémie* consécutive à des traumatismes de la rate, soit directs, soit consécutifs à des secousses générales ou à des lésions du squelette ; au début, on peut observer l'apparition d'une névrose traumatique. La leucémie fut prouvée quelques mois à 2 ans après l'accident ; dans l'intervalle, les malades se plaignaient de maladies indéterminées, de phénomènes nerveux ou de douleurs vertébrales.

Ebstein et Greiwer ont vu des aggravations de leucémies existant avant le traumatisme.

e) APPARITION PENDANT LA CONVALESCENCE, D'UNE NOUVELLE MALADIE INDÉPENDANTE DE L'ACCIDENT. — La statistique allemande des accidents relate quelques cas de fièvre typhoïde, un cas de choléra, et un de diphtérie survenus pendant le séjour des blessés à l'hôpital ; la statistique autrichienne rapporte un cas de variole hémorrhagique suivi de mort.

La fièvre typhoïde constitue une suite directe de l'accident, quand la cause en est dans l'absorption par le malade d'eau contenant des germes typhiques.

La preuve de l'infection, en pareils cas, peut être rarement faite directement, et se base, le plus souvent, sur des vraisemblances. L'examen bactériologique de l'eau n'est pas toujours très probant : car des germes typhiques ou des coli-bacilles peuvent y exister un jour et disparaître le lendemain. Une preuve de plus sera la coïncidence d'autres malades infectés par la même source. Ajoutez à cela le temps d'incubation qui varie dans des limites assez variables ; quand ce temps dépasse trois semaines, il faut chercher ailleurs la possibilité d'une infection.

Quand il s'agit d'une maladie indépendante de l'accident, mais survenue pendant le séjour dans un hôpital, une station de secours, ou une maison de santé, l'indemnité sera due :

1° Quand l'éclosion de cette nouvelle maladie chez le blessé a été favorisée d'une façon spéciale par les suites naturelles de l'accident.

2° Quand la maladie a été causée par des circonstances indépendantes de l'accident et de ses suites, mais aux conséquences fâcheuses desquelles le blessé a été exposé par le fait de l'accident et de ses suites.

Ainsi on admettra chez le blessé une plus grande réceptivité à une nouvelle maladie, quand l'état général a souffert par suite de l'accident et de ses suites.

Quand, pendant le séjour d'un blessé dans une maison de santé, le blessé est atteint d'une maladie infectieuse avec ses conséquences, il lui est dû une indemnité lorsque cette maladie règne dans la dite maison de santé, et constitue pour le blessé un danger d'infection plus grand, surtout si le blessé a été transporté d'office dans la maison de santé et n'a pas été libre de choisir le lieu de son séjour pendant le traitement.

3. — Du choix du médecin. — Du traitement. — Limites du traitement. — Guérison du blessé.

La loi française de 1898 sur les accidents de travail a affirmé pour l'ouvrier le droit de choisir son médecin, avec cette réserve que, dans le cas où la victime aurait usé de ce droit, le chef d'entreprise ne serait tenu à rembourser les frais médicaux que dans les limites peut-on dire normales.

« *Art. 4.* — Le chef d'entreprise supporte en outre les frais médicaux et pharmaceutiques et les frais funéraires. Ces derniers sont évalués à la somme de cent francs (100 fr.) au maximum.

« Quant aux frais médicaux et pharmaceutiques, si la victime a fait choix elle-même de son médecin, le chef d'entreprise ne peut être tenu que jusqu'à concurrence de la somme fixée par le juge de paix du canton, conformément aux tarifs adoptés dans chaque département pour l'assistance gratuite. »

Cette liberté absolue laissée à la victime est nécessaire, dit M. L. Mirman ; elle n'a jamais été contestée par le Parlement, elle a été rappelée par M. le garde des sceaux Lebret, dans la circulaire du 10 juin 1899, aucun commentateur de la loi de 1848 ne l'a mise en doute ; et cependant une certaine incertitude règne à cet égard dans l'esprit même des intéressés ; plusieurs compagnies d'assurances, ayant leurs médecins attitrés, se sont efforcées de faire croire aux victimes que ces médecins leur pouvaient être imposés, et on a la plus grande peine à dissiper, sur ce point, l'ignorance des travailleurs.

Quoique la chose ne soit pas explicitement exprimée dans la loi, mais dite seulement dans une phrase incidente, il est hors de doute que la victime, pendant toute la durée du traitement, a le libre choix de son médecin.

Le *traitement* consiste dans l'application de toutes les mesures considérées comme raisonnables, pour procurer au blessé un état voisin de la normale.

La durée du traitement sera telle, qu'à un moment donné, il n'y a plus vraisemblablement d'amélioration

essentielle à espérer. Quand, le traitement étant considéré comme terminé, il survient une aggravation du mal,
telle qu'inflammation, suppuration par expulsion de
séquestres, etc., avec espoir d'amélioration ultérieure de
l'état du blessé, le traitement peut de nouveau recommencer.

On aura soin de ne jamais renvoyer au travail des
blessés gravement atteints, avant la fin du traitement,
afin qu'un effort prématuré ou exagéré, ne vienne compromettre fâcheusement le résultat obtenu par le traitement. Pendant la durée du traitement, le blessé a le
devoir de se soumettre à la cure recommandée par le
médecin, consistant en massage, électricité, gymnastique,
etc.

Toutefois, les blessés ne sont pas forcés, au moins
d'après la jurisprndence allemande, de se soumettre à la
chloroformisation ou à une opération ; et ce refus ne
doit point leur compter comme servant à diminuer le
chiffre d'indemnité qui est dû. Mais comme il a été
dit, pendant le traitement, le blessé devra se soumettre
à toutes les pratiques qui sont employées habituellement
pour le traitement des plaies ou qui peuvent hâter la
guérison, telles que, mise à nu de la région blessée,
nettoyage des plaies, incision d'abcès, ablation d'os
nécrosés ou malades.

Voici comment, en Allemagne, d'après un travail de
Kries, sont évaluées les conséquences des opérations :

Si l'opération est pratiquée avec le consentement du
blessé ou de son représentant légal et qu'elle donne le
résultat attendu, que, par conséquent, la capacité de travail du blessé en est notablement améliorée, l'indemnité
devra être diminuée.

Que si, au contraire, l'opération n'a pas donné le résultat attendu, si elle a aggravé la situation du blessé ou même amené la mort, l'indemnité devra être, par cela même, plus élevée.

Un blessé qui se sera volontairement soumise à une opération, devra nécessairement aussi en subir toutes les conséquences.

La chloroformisation, en tant que méthode d'investigation ou dans un but thérapeutique, devra toujours, de même que les opérations, être soumise à la pleine et entière volonté du blessé.

Un ouvrier blessé dans le travail peut-il refuser les soins et pansements nécessaires ?

Cette question a été traitée de la façon suivante par MM. Ferrette et Florentin (1).

Deux circonstances sont à prévoir :

1° Le blessé accepte les soins de toute sorte nécessités par son état (absorption de cordiaux, nettoyage d'une plaie, massage en cas d'entorse, injection sous-cutanée préventive de sérum antitétanique).

De ce fait, rien à signaler.

2° Le blessé refuse de se laisser soigner.

En a-t-il le droit? Il est certain que, juridiquement parlant, ce droit existe. Pourtant il est tellement étrange qu'un blessé puisse refuser ces soins primordiaux, que le devoir du juge, en pareille occurrence est de rechercher attentivement si le sujet jouit bien de toutes ses facultés, ou si son refus n'a pas eu pour mobile le désir de prolonger le mal ou même de l'aggraver. La présomption d'innocence doit céder le pas ici à l'inculpation de fraude, en raison de la singularité du fait.

---

(1) *Les accidents du travail*, par H. Ferrette et Ch. Florentin, avec introduction de L. Mirman. Paris, Giard et Brière, 16, rue Soufflot, 1900.

Nous concluerons de la façon suivante :

L'ouvrier blessé n'est pas dans l'obligation de se laisser opérer. Cependant, autant lorsque l'opération peut paraître importante, l'intéressé justifie pleinement l'usage de ce droit, autant lorsqu'il s'agit de pansements ou de petites interventions, notoirement bénignes, le juge a le devoir de rechercher si des considérations suspectes étrangères à la crainte de l'opération n'ont pas dicté sa réponse à l'ouvrier blessé (Ferrette et Florentin).

Quant à *la guérison* des blessés, il faut considérer que chaque blessure amène dans la structure normale des tissus des altérations anatomiques qui troublent le fonctionnement des organes. Donc, une blessure qui est guérissable, ne peut être considérée comme guérie que, quand les altérations anatomiques et fonctionnelles qu'elle avait provoquées, ont disparu.

L'une et l'autre altération peuvent disparaître simultanément ou l'une après l'autre. La guérison, au lieu d'être totale, peut aussi être partielle, de telle sorte que l'une des altérations persiste indéfiniment en tout ou en partie. C'est ainsi qu'une fracture de la rotule le plus souvent ne guérit pas anatomiquement, tandis que le trouble fonctionnel qu'elle amène peut disparaître. Les fractures articulaires, au contraire, guérissent anatomiquement parlant, mais conservent le plus souvent un trouble fonctionnel. De même pour les fractures des os longs des membres : quand la fracture est consolidée, l'os est guéri comme appareil de soutien, tandis que la guérison fonctionnelle du membre est rarement complète.

La loi sur les accidents du travail fait consister l'importance de la guérison dans l'aptitude au travail du blessé, partant dans la guérison fonctionnelle, et c'est d'après ce dernier facteur qu'elle détermine l'indemnité.

Le but essentiel du traitement doit donc être d'obtenir autant que possible le résultat fonctionnel complet.

Dans la plupart des blessures, la guérison fonctionnelle se fait relativement lentement, lorsque la guérison exige une certaine durée ; elle ne devient totale, que lorsque les capacités fonctionnelles ont été, pendant un long temps considérablement accrues.

Il ne faut pas oublier, en effet, que, pour l'ouvrier, être guéri d'une blessure veut dire pouvoir reprendre le travail habituel pendant le temps ordinaire. Plus les difficultés de ce travail seront grandes, plus grandes aussi devront être, naturellement, les exigences, quant à la blessure, pour pouvoir fournir la somme de travail voulue. C'est ainsi, qu'à la suite d'une fracture de cuisse, un menuisier doit pouvoir raboter pendant des heures entières et s'arcbouter sur son membre inférieur revenu, comme force, à l'état normal ; le forgeron, après une fracture du bras, doit pouvoir soulever son lourd marteau. Il ne faut pas s'étonner si, au bout de 2, 3 jours de travail, l'un et l'autre abandonnant leur travail, se plaignent de douleurs à la suite des efforts qu'ils viennent de faire, et prétendent avoir conservé des suites fâcheuses de leur accident, doutant, après cette brusque expérience, qu'ils puissent reprendre leurs anciennes occupations. En pareil cas, il ne faut pas immédiatement croire à la simulation, malgré la guérison apparente de la blessure ; on doit bien se persuader qu'en pareil cas c'est la guérison fonctionnelle qui est incomplète.

Ce qui prouve bien qu'il en est ainsi, c'est que la même chose se passe chez des individus non assurés ; eux aussi traversent des périodes de douleurs et de fatigue rapide à la suite de la blessure d'un membre. Quand on a soin de graduer les efforts fonctionnels, que l'ouvrier surmonte un peu la douleur, et que de jour en jour il y met plus d'énergie, on voit la guérison survenir. Souvent on se trouvera fort bien de massage et de gymnastique méthodiques, de bains chauds et de douches, même à une période tardive de la lésion. Il s'agit donc là réellement d'un traitement consécutif qui est tout aussi important que celui des premiers moments de l'accident.

Le devoir du médecin est d'appeler l'attention du patron sur ce point que l'ouvrier blessé ne doit se remettre que graduellement à la besogne, et commencer par un travail facile. Il faut là autant de condescendance de la part du patron que de bonne volonté de la part de l'ouvrier, qui, de cette façon, aidera singulièrement à la guérison complète et en hâtera même l'échéance.

Malheureusement chez les assurés, cette bonne volonté fait trop souvent défaut ; ils n'ont en vue que l'indemnité fixe en cas de persistance d'une incapacité de travail ; leurs douleurs sont, au début, bien plus aiguës à chaque mouvement, et tous les conseils du médecin sont pour eux lettre-morte. L'énergie nécessaire leur fait défaut, pour récupérer par un effort les fonctions du membre blessé. De tels blessés ne sont pas des simulateurs, mais ils font avorter le résultat final.

Même s'il persiste certains troubles permanents, l'expérience prouve qu'on peut s'habituer à ces troubles et récupérer une certaine facilité de travail. L'habitude joue un grand rôle, non seulement en cas de raideurs articulaires, de raccourcissements de membres, mais encore après la perte d'un segment de membre ou d'un organe des sens. Après la perte d'un bras, le membre restant devient plus habile par l'habitude et l'exercice, de même que la perte d'un œil est, avec le temps, de moins en moins ressenti. L'habitude elle-même finit par réveiller l'énergie des blessés ; cette dernière ne se manifeste d'ordinaire qu'après le paiement de l'indemnité.

Il faut que le médecin tienne compte de cette somme plus ou moins grande d'énergie, lorsqu'il s'agira d'indiquer la durée approximative du traitement et le moment définitif de la guérison.

4. — Examen des lésions.

L'article 11 de la loi française du 9 avril 1898, dit que « tout accident ayant occasionné une incapacité de travail doit être déclaré, dans les quarante-huit heures.....
.... Il y est joint un certificat de médecin indiquant l'état de la victime, les suites probables de l'accident et l'époque à laquelle il sera possible d'en connaître le résultat définitif. »

La première recherche de l'accident est donc faite par le médecin ; c'est lui qui doit en apprécier d'une façon précise l'importance.

Cet examen et le certificat qui en est la conséquence, pourront être faits par n'importe quel médecin, qu'il soit commis par l'assurance, envoyé par le patron de l'ouvrier blessé, ou choisi par l'ouvrier lui-même.

Le premier examen doit déterminer d'une façon aussi précise que possible, l'importance de la lésion, et sa durée au point de vue du traitement, ainsi que les conséquences ultérieures possibles. Plus ce premier examen sera exact, plus les recherches ultérieures seront faciles. Chaque médecin ayant constaté des accidents, sait à quoi l'on s'expose en pratiquant un examen trop rapide et incomplet.

La déclaration d'accident mentionne le métier, la cause et les détails de l'accident; le médecin doit toujours prendre minutieusement connaissance de ces derniers. Il faut toujours, par un interrogatoire spécial, s'assurer des maladies et accidents antérieurs.

Tous les accidents graves ne nécessitent pas seulement un examen local, mais général; il ne faut jamais manquer d'examiner l'état général, quand il survient certains symptômes qui ne peuvent s'expliquer par l'état local. A chaque examen, on recherchera spécialement l'existence d'une hernie, même quand aucun signe n'attire l'attention de ce côté.

En cas de blessures, il peut arriver que le blessé n'ait prêté que peu d'attention à la place primitive, et qu'il n'y fasse attention que quand une lymphangite, une lymphadénite, ou encore un érysipèle le forcent à demander des soins médicaux. Le médecin doit alors renseigner le blessé sur l'importance de la lésion première, et le rendre attentif à la déclaration d'accident.

Il faut toujours prêter grande attention aux traumatismes de la région temporale, ainsi qu'à toutes les lésions internes survenues à la suite d'accidents.

Il existe toute une série de traumatismes, surtout les luxations, qu'on n'a occasion d'observer que quand déjà elles existent depuis plusieurs années, surtout à l'occasion d'accidents consécutifs à des contusions ou des arrachements. Le blessé lui-même peut essayer de les mettre sur le compte du traumatisme récent, ou les présenter au médecin comme tels. L'examen doit porter surtout sur la fixation exacte des rapports de la jointure, et sur l'ancienneté de la lésion.

Ce qui est encore important, ce sont les recherches qui doivent déterminer les suites permanentes d'un traumatisme. Il faut préciser si la guérison est assez avancée pour qu'on puisse porter un jugement définitif. S'il en est ainsi, des troubles fonctionnels survenus on concluera à la somme d'incapacité de travail du blessé en tenant compte de son genre de travail. On envisagera l'aspect général de l'individu. Quand il s'agira de déterminer des conséquences plus délicates de l'accident, on se livrera à des examens ultérieurs plusieurs fois répétés. Une observation longtemps prolongée du blessé peut même être nécessaire, et le plus simple sera alors de l'hospitaliser.

La photographie, ainsi que l'indique Kauffmann, prend une importance toute spéciale quand il s'agit de recherches et d'appréciation des accidents. Elle fixe d'une façon définitive toutes les altérations de forme et de position du corps, et cela d'une façon nette et facilement appréciable pour chacun ; elle est donc un adjuvant précieux pour les juger. La découverte des rayons X permet un diagnostic spécial des lésions osseuses et articulaires.

Les blessés sont tenus naturellement de se soumettre à tous genres d'examens, et ne peuvent se refuser à aucune manœuvre médicale (exception faite pour le chloroforme) ayant pour but d'éclairer leur état de santé. Que s'ils se refusent à tous ces examens, le médecin consignera ces refus dans son rapport.

5. – Recherche de la simulation.

Comme pour toutes les œuvres de bienfaisance, on voit aussi pour les assurances des gens faire de celles-ci un usage malfaisant. La simulation joue, dans la question des accidents, un grand rôle, et il est bon d'attirer l'attention sur ce point.

Par simulation, il faut entendre la déclaration de maladies ou de symptômes maladifs qui, en réalité, n'existent pas. Ce qui est plus fréquent que la simulation, c'est l'aggravation, l'exagération, la déclaration de lésions bien plus sérieuses que celles qui existent réellement. Ce qui est plus rare, c'est la dissimulation, alors que des malades se prétendent bien portants, surtout dans le but d'échapper aux soins du médecin.

Le blessé a toujours une tendance à exagérer (ce qui est humain), afin d'augmenter la somme de son indemnité.

Des statistiques approximatives faites en Allemagne, il résulte qu'on rencontre environ 10 p. cent de simulateurs parmi les assurés contre les accidents du travail.

On distingue d'habitude :

a) La simulation des maux subjectifs ;

b) La simulation de symptômes objectifs ;

c) La simulation de la relation entre une maladie quelconque et un accident du travail.

a) SIMULATION DE MALADIES SUBJECTIVES. — A cette catégorie de cas, appartiennent ceux dans lesquels le blessé, après guérison complète, prétend ressentir à l'endroit de la lésion une sensation subjective, douleur ou impression sensationnelle, qui, objectivement, ne peut être contrôlée, tels que, vertiges et douleurs de tête à la suite de légère lésion de la tête, douleur fixe et permanente à la suite de contusions ou d'arrachements, de douleurs articulaires, provoquées par les mouvements, de névralgies au niveau des cicatrices.

Il est important, pendant l'examen de pareils cas, de ne pas les aborder avec une idée préconçue, ou de ne pas montrer au blessé qu'on soupçonne la simulation. Plus le médecin procède objectivement, plus il examinera et contrôlera plus sérieusement les plaintes du malade, et plus facilement aussi il arrivera à surmonter les difficultés qui pourraient se présenter.

La preuve de la simulation peut se faire :

1° Par les recherches médicales, pendant lesquelles le simulateur se met en contradiction avec lui-même, surtout lorsqu'on emploie plusieurs méthodes d'examen ;

2° Par une longue observation dans un hôpital ;

3° Par des tierces personnes qui observent le simulateur et près desquelles il se dénonce lui-même.

Müller indique un moyen de diagnostiquer des douleurs simulées : il est basé sur ce fait que, sur la peau du dos ou des extrémités, deux points touchés doivent être éloignés l'un de l'autre de 3 à 7 centimètres pour pouvoir être distingués. Qu'il s'agisse, par exemple, d'un point douloureux à la pression dans le dos : on appuie un doigt à 4 ou 5 centimètres de ce point, et on demande si la pression est douloureuse. Le malade répond : non. Pendant ce temps, on a placé avec précaution un second doigt à l'endroit précédemment noté comme douloureux, on le comprime fortement, tout en détachant totalement le premier doigt. Toute cette manœuvre, lorsqu'elle est habilement exécutée, passe inaperçue pour le patient. On peut encore augmenter l'illusion en chatouillant ou touchant légèrement avec l'autre main la partie de peau intermédiaire entre les deux points comprimés. Si les douleurs sont simulées, le patient dira qu'il ne ressent aucune douleur à l'endroit précédemment accusé comme douloureux, parce qu'il se figurera toujours que c'est l'endroit non douloureux qui est comprimé. Que si, au contraire, cet endroit est douloureux à la pression, on concluera à l'existence de douleurs et de sensations dou-

loureuses, même quand le blessé n'a pas conscience que
c'est l'endroit sensible qu'on comprime. S'il s'agit de douleurs diffuses non localisées, mais diffusées sur de vastes
régions, qu'à la pression le blessé dit être douloureuses,
on tâche de découvrir des points douloureux isolés, et on
procède comme précédemment. Que si l'on ne découvre
aucun de ces points, on délimite d'abord nettement la
région douloureuse, et c'est à la périphérie qu'on renou-
velle l'expérience précédente.

Cette méthode n'est pas infaillible, et il ne faudrait pas
tirer de ces recherches des conclusions absolues. Il est
toujours bon de répéter plusieurs fois les expériences et
de marquer au nitrate d'argent les points notés comme
douloureux, afin d'avoir des points de comparaison. Que
si l'on trouve des différences de localisation qui ne peuvent s'expliquer par l'innervation, il sera bon de penser
à la simulation.

Le résultat fourni par le pinceau électrique avec des
courants d'intensités différentes, sera aussi d'un grand
secours. Si le pouls augmente de fréquence au niveau
des points accusés comme douloureux, on aura affaire
au symptôme de Mannkopf. Il ne faut jamais oublier de
rechercher les signes de l'alcoolisme, du tabagisme ou
du rhumatisme. Tout individu qui accuse de violentes
douleurs persistantes devra être examiné dans ses actes
journaliers, tels que l'action de s'habiller et de se déshabiller, et dans le travail habituel, ou, si ce n'est pas
possible, il faut faire exécuter ces exercices sous les
yeux du médecin. Les douleurs chez les alcooliques sont
fréquentes et elles disparaissent avec la privation complète
de l'alcool.

b) SIMULATION DE SYMPTÔMES OBJECTIFS. — Les cas les

plus raffinés de simulation et d'exagération se rencontrent surtout pour les troubles de la vue et de l'ouïe, la dilatation pupillaire par l'atropine, les hémoptysies, les hématémèses, la dyspnée, la tympanite par déglutition d'air, hémorrhagies intestinales, paralysie, anesthésie, affaiblissement, tremblements, raideurs, gonflement des membres blessés, rougeurs de la peau obtenues artificiellement (par application de thapsia).

Il est fort possible qu'à l'examen on puisse se méprendre sur la signification de symptômes isolés, tandis que l'image réelle d'une maladie peut être difficilement simulée. Plus le médecin sera familiarisé avec la connaissance des maladies, mieux il reconnaîtra la simulation. La connaissance de la marche et des suites des accidents chez des gens non assurés, est d'une haute importance, tandis que l'ouvrier assuré exagère plus tard les suites de l'accident, et par des soins malencontreux compromet le résultat de la guérison normale.

Nous reparlerons plus loin, aux chapitres spéciaux, des moyens de démasquer la simulation pour les organes de la vue et de l'ouïe.

En cas d'hémoptysie, d'hématémèse et d'hémorrhagie intestinale, il est indispensable d'examiner minutieusement les organes thoraciques et abdominaux, puis de faire un examen microscopique des excreta. Le médecin doit pouvoir, par lui-même, se rendre compte du résultat de cet examen, car les renseignements fournis par des tierces personnes, même par le personnel de son service, sont souvent aussi sujets à caution que les déclarations du blessé lui-même. Une recherche et un examen minutieux, ne sont possibles dans la pratique privée, que quand le sujet à explorer garde le lit ; si le médecin ne peut pas obtenir le séjour au lit, il devra ordonner l'entrée à l'hôpital.

La faiblesse et le manque de forces d'un membre blessé proviennent souvent de l'amaigrissement musculaire consécutif à un séjour au lit longtemps prolongé. Que si ce dernier point manque dans les antécédents pour expliquer l'atrophie et l'amaigrissement, il est peu vraisemblable qu'il s'agisse de conséquences du traumatisme.

Il en est de même de la raideur articulaire, dans laquelle on trouve de même l'atrophie de muscles déterminés autour des grosses articulations, et cela même au bout de peu de temps. La comparaison de la jointure saine avec celle supposée malade est de la dernière importance. On arrivera souvent à un résultat en détournant l'attention du blessé ou par différents modes d'examen qui égareront le simulateur. La raideur articulaire sera le plus facilement vaincue par la narcose chloroformique, à condition que le blessé consente à être endormi.

Pour apprécier la force des mains et des bras, le plus simple est d'employer le dynamomètre qui permet de mesurer à la fois la force à la pression et à la traction.

Quand l'individu examiné peut fléchir les doigts jusque dans la paume de la main, il s'agit d'un simulateur ; il en est de même, quand, au dynamomètre, il accuse une force nulle, pendant qu'avec le reste du corps il paraît faire un énorme effort. De même, il y a chance de simulation, quand l'effort à la pression est zéro, tandis que la force de traction accuse un certain degré. Un autre moyen peut encore réussir ; le médecin ordonne de serrer sa propre main avec la main prétendue affaiblie, puis il la retire brusquement ; le simulateur maintiendra alors ses doigts à moitié fléchis, tandis que celui qui serre réellement, fléchit inconsciemment les doigts jusque dans la paume de la main. On peut aussi arriver à faire fléchir les doigts à l'aide d'un courant d'induction, puis en interrompant brusquement le courant, on arrivera à fléchir et à étendre rapidement les doigts ; pendant ce temps, le simulateur fera des efforts pour résister à la flexion et à l'extension ou à l'un des deux mouvements seul.

Il est bon aussi de prendre la mesure des membres et segments de membres, sain et malade, à la même hauteur, de répéter 3 ou 4 fois ces mesures, puis de prendre la moyenne. Il faut toujours tenir compte d'une différence de diamètre plus grande en faveur du membre droit, et qui existe à l'état normal ; cette différence peut aller jusqu'à 3, 4 centimètres pour la région deltoïdienne, à 1 et 1,5 centimètres et même 2 centimètres pour le bras et l'avant-bras, et ne devra pas être considérée comme anormale. Les rayons X pourront aussi être d'un utile secours pour l'examen des articulations.

Heller a démontré que 40 fois sur 100 on peut trouver des corps étrangers articulaires dans les diverses jointures, même à l'état normal ; si donc, il n'y a pas d'autres symptômes fâcheux concomittants, il ne faudra pas donner aux corps étrangers une signification pathologique.

Certains individus, par le frottement de l'omoplate contre les côtes, peuvent en imposer pour des corps étrangers dans l'articulation scapulo-humérale.

La simulation du tremblement est surtout devenue fréquente depuis l'application de la loi sur les accidents.

A ce propos, Fuchs a démontré que, sans disposition préalable, il est impossible de faire à la fois, avec les deux bras, ou avec un bras et une jambe, deux mouvements différents, sans que ces mouvements ne se contrarient l'un l'autre. C'est ainsi qu'il est impossible, à n'importe qui, de tracer dans l'air, à la fois un D avec la main droite, et en même temps un E avec la main gauche ou la pointe d'un pied.

Si donc, on ordonne à un individu qui prétend être atteint de tremblement de la main gauche, de tracer dans l'air, avec sa main droite, des figures prescrites, croix, cercles, lettres, etc.; cette main sera involontairement animée de mouvements concomittants, grâce auxquels les tremblements seront interrompus par des secousses. Ces mouvements concomittants sont un signe certain de simulation ; car, ils ne se manifestent que quand la main gauche fait en même temps avec la droite des mouvements volontaires ; ils font défaut, quand ils sont produits automatiquement par une lésion pathologique. Pour pratiquer cet examen, on prie l'examiné, d'imiter exactement, avec la main non animée de tremblements, les mouvements qu'on va faire devant lui. Avec le bout de son index, il devra constamment suivre celui de l'observateur, promené par ci par là, tantôt lentement, tantôt plus rapidement, afin qu'il ne puisse pas se douter du but de ces manœuvres, on fait semblant d'étudier les mouvements de la main saine. Comme il n'a pas d'intérêt à dissimuler ceux-ci, il se prêtera en général facilement à cette expérience et à suivre les mouvements commandés ; mais pendant ce temps, le tremblement de l'autre main s'arrête ou au moins s'interrompt, et la simulation est dévoilée.

Quand il s'agit d'un tremblement d'une jambe, Seeligmüller recommande de faire placer le patient sur un lit en se couchant sur le ventre, et on lui cache la vue de ses extrémités inférieures. On fait fléchir à angle droit la jambe sur la cuisse, de telle sorte que la plante du pied soit dirigée en l'air. Si le tremblement est simulé, il va s'arrêter dans cette position ; si, brusquement, on laisse de nouveau retomber le pied sur le lit, il va se passer un assez long moment, jusqu'à ce que les orteils aient pu faire un pli sur la couverture, afin de se fléchir vers le dos du pied, et recommencer le tremblement, celui-ci reprend doucement, pour redevenir bientôt plus intense. Si l'on glisse sous les orteils une glace enduite d'huile ou de graisse, le tremblement s'arrête aussitôt.

Le tremblement simulé est d'autant plus difficile à reconnaître, qu'il existe déjà depuis plus longtemps ; c'est d'ordinaire, un tremblement grossier, qui cesse surtout dans les moments où le patient ne se croit pas observé.

Kauffmann signale deux cas *d'œdème artificiel* des membres obtenu par l'application d'un lien circulaire ; la fraude est facile à découvrir par un examen attentif. Il faut toujours penser à de la simulation, quand tardivement, il se produit sans raison un œdème, qu'on n'avait pas vu lors d'examens antérieurs.

Dans cette catégorie d'œdèmes, il faut ranger aussi ceux qui sont entretenus par le non usage du membre depuis longtemps guéri ; tel est le cas d'un individu parfaitement guéri d'une fracture de jambe, qui marchait à l'aide de béquilles et ne se servait nullement de son pied.

c) Simulation portant sur des lésions anciennes concomittantes a un accident du travail. — Le simulateur utilisera pour son art les conséquences d'anciennes blessures et maladies, des lésions articulaires, des difformités, des ankyloses, etc., surtout des hernies et des tumeurs, des hydrocèles, des varicocèles, des ulcères de jambe, des lipomes, des kystes, des hydropisies de bourses séreuses, des gommes, etc.

Pour ce qui est des hernies, c'est l'opinion du médecin qui aura le premier examiné le blessé après l'accident qui aura le plus de poids. Plus celui-ci sera expert dans la pratique des accidents, mieux il notera tout ce qui est le résultat de l'accident, retenant soigneusement les lésions qui pourraient plus tard donner lieu à contestation.

d) LUTTE CONTRE LA SIMULATION. — Comme le blessé a toujours tendance à exagérer son mal afin d'augmenter son indemnité, il est évident que les déclarations d'un profane en médecine ne peuvent avoir aucun poids quand elles ont trait aux plaintes des malades au sujet de leur état de santé.

Quand il s'agira de combattre la simulation, c'est encore à l'hôpital qu'on sera le mieux placé pour engager cette lutte.

Lorsque la simulation est démontrée, il est évident que le patient n'a droit à aucune indemnité. Les plaintes subjectives, souvent impossibles à contrôler, ne doivent pas entrer en ligne de compte. Une rente obtenue par tromperie peut être retirée. De plus, les simulateurs sont passibles d'une condamnation.

6. Estimation des blessures.

L'estimation du dommage causé est jugée d'après le rapport soit du médecin d'assurances, soit du médecin traitant. Parfois une expertise est ordonnée par les tribunaux et confiée à des spécialistes.

Pour une estimation définitive, on se base :

a) Sur la déclaration de guérison.

b) Sur la détermination de l'incapacité de travail.

a) Déclaration de guérison. — Pour l'estimation de chaque lésion, il faut nécessairement connaître en première ligne l'état de la guérison, à savoir si la guérison est actuellement la meilleure possible, ou si éventuellement celle-ci peut encore s'améliorer. Avant tout, il faut envisager la nécessité d'interventions secondaires destinées à améliorer les résultats fonctionnels, telles que : bains, électricité, massage, etc.

La nécessité de bien constater une guérison complète, abstraction faite de sa signification pour la capacité de travail du blessé et de l'estimation du chiffre de sa rente, est d'autant plus utile, que si le blessé n'est pas encore totalement guéri de son accident, il peut lui arriver un second accident, même en dehors de son travail, lequel, selon toute apparence, ne serait pas survenu, si la guérison du premier accident avait été complète, et que les conséquences de ce second accident tombent de même à charge à l'assurance.

b) Détermination de l'incapacité de travail. — Par incapacité de travail, on entend l'incapacité de se livrer au travail habituel.

Elle peut être totale ou partielle, transitoire ou définitive.

Le degré d'incapacité de travail d'un ouvrier blessé dépend des traces objectives de la lésion et de la considération de l'intégrité corporelle ; chaque cas, même avec des suites semblables, doit donc être jugé différemment suivant ses particularités. A côté des suites de la blessure, il faut encore considérer la structure corporelle individuelle du blessé, en particulier la faiblesse constitutionnelle existant auparavant ; le dommage qui en résulte pour le travail, ne doit pas être compté en déduction.

En particulier, il faut considérer :

a) Des lésions existant antérieurement, qui aggravent les conséquences de l'accident. Les jugements prononcés en Allemagne, ont tenu compte des cas suivants :

Affaiblissement de l'acuité visuelle d'un œil avec perte ou cécité de l'autre ;

Surdi-mutité ; affection auriculaire ancienne, surdité.

Emphysème pulmonaire et rhumatisme.

Hernie, cystite, hydrocèle.

Ulcère de jambe, douleur dans les pieds.

Les lésions existant avant l'accident n'entrent pas en ligne de compte, quand elles ne sont pas considérées à côté des suites de l'accident, c'est-à-dire :

1) Quand les suites de l'accident sont par elles-mêmes déjà tellement graves, que les lésions anciennes passent inaperçues à côté d'elles.

2) Quand ces dernières, par elles-mêmes et comme influence sur les conséquences de l'accident, sont très-minimes.

b) En conséquences de lésions antérieures, telles que ankylose et courbure des doigts, perte d'un doigt, déformation d'une main.

c) Un âge avancé avec ses conséquences, l'âge a de l'influence sur la capacité de travail, en ce sens qu'il est impossible d'apprendre un autre métier que celui que l'ouvrier exerce depuis longtemps, et qu'il empêche de faire de grands efforts musculaires. Le cercle des moyens d'action du vieillard est donc restreint pour récupérer le dommage causé par l'accident ; l'âge doit donc entrer en ligne de compte pour l'évaluation de la capacité de travail.

L'incapacité de travail totale consiste dans l'impossibilité, pour le blessé, de gagner sa vie par le travail, à cause de la réduction de ses capacités physiques et mentales. Tel sera le cas dans : la cécité totale, la perte des deux mains ou des deux bras, la mutilation multiple de plusieurs membres indispensables pour le travail, inutilité de ceux-ci par raideur ou paralysie, maladies générales causées par des accidents, maladies mentales, formes graves d'épilepsie et de névroses traumatiques ; douleurs intenses et persistantes consécutives à des blessures, névralgies violentes, douleurs persistantes dans un moignon d'amputation qui ne peuvent être guéries.

L'incapacité de travail partielle consiste dans ce fait que le blessé, après sa guérison, est incapable de remplir un métier de son choix.

D'après l'article 19 de la loi du 9 avril 1898, en France, « *la demande en revision* de l'indemnité fondée sur une aggravation ou une atténuation de l'infirmité de la victime ou son décès par suite des conséquences de l'accident, est ouverte pendant trois ans à dater de l'accord intervenu entre les parties ou de la décision définitive. Le titre de pension n'est remis à la victime qu'à l'expiration des trois ans. » Le médecin expert aura donc de nouveau à intervenir, dans bien des cas, quand se présentera la demande en révision, soit de la part du patron ou de l'assurance, quand l'infirmité du blessé se sera atténuée, soit de la part de l'ouvrier, quand celui-ci croira avoir subi une aggravation.

Dans bien des cas, quoique l'aspect extérieur des parties blessées ne se soit pas modifié, il se pourra cependant que les capacités fonctionnelles auront pu changer en bien ou en mal.

c) Forme et contenu du rapport médical. — Le rapport médical doit toujours être l'expression de l'examen scientifique ; il doit être impartial et conçu sans parti pris.

Il faut autant que possible, dans la rédaction du rapport, laisser de côté les expressions populaires et impropres, et se servir de termes scientifiques à signification beaucoup plus précise, mais qu'on aura soin d'expliquer pour que les profanes puissent les comprendre. On aura donc soin d'exposer d'abord, d'une façon bien précise, le résultat de l'examen subjectif et objectif ; puis, dans les conclusions, on pourra résumer les points essentiels de l'expertise. Dans tous les cas, il est de la plus haute importance de répondre toujours d'une façon bien précise à toutes les questions posées par le tribunal, au moins autant que les faits le permettent, afin d'éclairer le mieux possible la religion des juges.

Il faut surtout éviter de répondre par des probabilités ; quand une réponse ne peut être donnée d'une façon catégorique, il vaut mieux rester dans le doute, plutôt que de recourir aux hypothèses ; celles-ci ne peuvent satisfaire les juges. Il faut aussi éviter de discuter des rapports que des confrères ont précédemment faits sur le même cas ; on n'obtient pas toujours, en critiquant ces rapports, le résultat auquel on espère arriver.

En somme, ce sont surtout des faits bien observés qu'il faut noter dans un rapport, et cela, dans des termes clairs et nets, de façon à ce qu'ils puissent être compris par celui qui n'est pas initié à la science médicale.

DEUXIÈME PARTIE

———

Dans cette seconde partie, nous résumerons, d'après le travail de Kauffmann (1), tout ce qui a trait aux lésions chirurgicales ou blessures du corps, sauf les plaies par armes à feu qui surviennent rarement comme accidents du travail ; il est évident qu'à côté de cela, il faudra aussi mentionner certaines lésions médicales qui peuvent avoir la même origine ou survenir comme complications des plaies.

Pour ce qui est de l'estimation de l'incapacité de travail, nous donnerons les chiffres extrêmes, minimum et maximum, des diverses statistiques rapportées par Kauffmann d'une part, et par Bähr (2), d'autre part. Ce dernier cité les estimations de vingt sociétés différentes allemandes, autrichiennes ou italiennes, ainsi que celles de médecins qui se sont spécialement occupés de la question. Nous rapporterons surtout les chiffres de l'assurance

———

(1) Dr *G. Kaufmann.* loc. cit.

(2) Dr *F. Bähr.* (Hannover). Rentensätze fur glatte Schäden in privater und obligatorischer Unfallversicherung. Karlsruhe. J. J. Reiff. 1899.

contre les accidents du travail pour la Basse-Autriche qui donne à peu près la moyenne des chiffres cités partout ailleurs pour l'incapacité fonctionnelle d'un membre blessé.

A l'exemple de Kauffmann aussi, nous citerons, pour chaque lésion, le temps de repos approximativement nécessaire à la guérison, ainsi que les complications et les désordres consécutifs qui peuvent survenir.

CHAPITRE Ier

BLESSURES DE LA TÊTE

A. Blessures des parties molles de la tête. —
I. — *Contusions*, par coup, chute, choc ; peuvent être
sus ou sous-périostiques.

Les formes légères guérissent en 1-2 semaines, sans
séjour au lit ; les formes graves, en 2-6 semaines, avec
séjour au lit.

Maladies consécutives : kystes sanguins, tumeur sanguine, pulsatile, névralgies ; le tout est guérissable.

II. — 1) *Plaies*, par instruments coupants, superficielles, sans séjour au lit, profondes, avec séjour au lit ;
guérison : 1-3 semaines.

2) *Plaies contuses* et par *arrachement* ; récentes, guérissant facilement en 2-6 semaines ; séjour au lit. L'arrachement d'une partie ou de la totalité des téguments
crâniens (scalpe) est fréquent chez les femmes dont les
cheveux sont pris dans une courroie de transmission.

Les complications peuvent être : des phlegmons (4-12
semaines pour la guérison) pouvant même se terminer
par une méningite, une thrombose ou la pyohémie ; l'érysipèle, plus ou moins étendu, guérit en 4 à 12 semaines,
se termine souvent par la chute des cheveux qui laisse
pendant 2 à 3 mois une grande sensibilité du cuir chevelu.

Maladies consécutives aux traumatismes des téguments crâniens : névralgies, épilepsie par pression sur une cicatrice, maladies mentales.

B. BLESSURES DES OS DU CRANE. — I. — A la suite de *contusion des os du crâne*, il peut survenir de la périostite et mêmes des ostéomes.

II. — *Les fractures* peuvent siéger à la convexité ou à la base du crâne. Il faut voir si le cerveau est lésé, d'une part, et d'autre part, si la fracture est simple, ou compliquée de plaie de téguments : dans ce dernier cas, il faut craindre des méningites et des encéphalites, des phlgemons, des ostéites et ostéomyélites, enfin, des thromboses et de la pyohémie.

Les lésions cérébrales peuvent être de trois sortes :

1) *La commotion cérébrale*, caractérisée par la perte de connaissance au moment de l'accident, pouvant durer de quelques minutes à plusieurs jours ;

2) *La compression cérébrale*, donnant lieu surtout à un ralentissement du pouls, 40 et moins de pulsations à la minute ;

3) *La contusion cérébrale* caractérisée par des contractures et des paralysies.

Pour toutes les lésions du crâne, séjour au lit ; les cas graves peuvent être mortels à plus ou moins brève échéance ; la guérison s'effectue en 1 à 6 mois ; il en résulte souvent des troubles mentaux, ou des paralysies indélébiles.

L'intervention, elle-même, est dangereuse (trépanation, résection), et le cerveau lui-même peut être plus tard intéressé.

Nous avons dit que les complications des fractures peuvent être : la méningite et l'encéphalite suppurées, la thrombose et la phlébite suppurées (pyohémie), puis, les phlegmons et l'érysipèle.

C. Lésions des sinus frontaux. — Des chutes ou des chocs peuvent enfoncer la paroi des sinus frontaux ; on voit alors, comme symptôme caractéristique, survenir de l'emphysème sous-cutané au niveau des paupières, du front et des joues ; il peut exister ou non une plaie cutanée. Ce n'est que lorsque la paroi des tissus est intéressée, que le cerveau peut être lésé. La guérison d'une fracture des tissus s'effectue en 1 à 2 mois ; s'il survient de la suppuration, en 2 à 6 mois.

D. Maladies consécutives aux lésions du crane. — 1) En relation directe avec la lésion crânienne, on peut voir :

a) La tuberculose méningée ;

b) Le diabète sucré et insipide, au bout de 8 à 12 heures après le traumatisme.

Les lésions peuvent se développer plus tard, même après la guérison des lésions crâniennes ; ce sont : *le ramollissement* du cerveau, consécutif aux contusions (1 à 4 ans après l'accident) ; *l'abcès cérébral* pouvant apparaître aussi plusieurs mois ou plusieurs années après l'accident primitif ; *les tumeurs du cerveau* (sarcome, gliome) ; *l'épilepsie* apparaissant aussi plusieurs années après l'accident traumatique ; elle peut avoir son point de départ dans une cicatrice des parties molles, dans un épaississement de l'os, ou dans une lésion cérébrale ; les deux premières formes (épilepsie jacksonienne) peuvent être guéries par une opération ; *les maladies mentales* ou psychoses traumatiques sont surtout la démence, l'épilepsie, des troubles fonctionnels du cerveau, la paralysie progressive, et peuvent apparaître jusque 10 ans après le traumatisme.

E. Appréciation des dommages pour les lésions de la tête. — Le schéma viennois donne la meilleure moyenne en p. 100 pour les dommages causés par les lésions de la tête :

	p. 100	
Névralgie (maux de tête) inguérissable .	25	50
Mal de tête persistant, vertiges, tendance aux vomissements, faiblesse générale du corps à la suite de commotion cérébrale.	83 1/3	
Mal de tête, vertiges, saignements de nez ; le blessé ne peut supporter aucun mouvement, ni se baisser, consécutivement à une commotion cérébrale	50	
Violents maux de tête, consécutivement à une lésion grave du crâne, survenant à la suite de pression sur l'os ; diminution de la force dans le bras droit.	50	66 2/3
Solution de continuité de l'os sans autre conséquence fâcheuse	16 2/3	
Cicatrice adhérente à l'os, et solution de continuité de l'os frontal, qui, par les changements de temps, grâce à des douleurs violentes, ne permettent pas le travail.	33 1/3	
Solution de continuité du crâne avec crises épileptiques.	50	66 2/3
Solution de continuité de l'os avec paralysie du bras droit.	75	

p. 100

Solution de continuité de l'os avec paralysie du bras et du membre inférieur
droits 100
Préjudice partiel permanent des facultés
cérébrales (faiblesse d'esprit et de
mémoire). 41 2/3
Faiblesse générale, incertitude dans la
marche, affaiblissement des facultés
mentales, pertes de mémoire à la suite
des fractures du crâne. 66 2/3 100
Abcès chronique du cerveau inguérissable, mauvaise humeur, excitabilité,
douleur de tête 33 1/3
Epilepsie inguérissable sans autre conséquence de la blessure 33 1/3 50
Maladie mentale inguérissable 100
Paralysie du côté droit ou gauche du
corps à la suite d'apoplexie. 83 1/3 100
Gêne des mouvements généraux du
corps. 8 1/3 16 2/3

CHAPITRE II

BLESSURES DE LA FACE

A. Plaies de la face. — I. — *Les plaies par instruments coupants, arrachants, ou contondants* guérissent d'habitude bien et rapidement, en 1 à 4 semaines.

Une plaie du canal excréteur de la parotide peut donner lieu à une fistule salivaire à la joue, et nécessiter un traitement spécial ; guérison en 1 à 2 mois.

En cas de *blessures des nerfs* de la face, il faut toujours essayer de faire la suture, même après guérison de la plaie des téguments, et plusieurs semaines (6) après la section.

Comme complication, on voit surtout l'érysipèle de la face, sujet à récidives.

II. — *Les brûlures et cautérisations* de la face, guérissent en 2 à 4 semaines, et ne mettent pas la vie en danger quand elles sont superficielles.

Les brûlures profondes, accompagnées de rétractions cicatricielles nécessitent souvent des opérations plastiques pour remédier aux difformités et empêcher le rétrécissement des orifices du nez, de la bouche, des paupières, et surtout l'ankylose de la mâchoire inférieure par cicatrice. Dans les formes graves, les opérations ne donnent guère de bons résultats.

La lésion ou la paralysie de la branche palpébrale du trijumeau amène une fermeture incomplète des paupières (lagophthalmos) et constitue un danger pour les yeux.

La défiguration résultant d'une lésion du facial ou de ses branches, comporte, en Allemagne, un droit à l'indemnité.

On a signalé un *épithéliome* et un *sarcome* de la face consécutifs à un traumatisme.

B. FRACTURES DES OS DE LA FACE. — I. — *Les fractures des os du nez* résultant de coups ou de chutes, guérissent facilement, même quand il y a des complications ; rarement, elles donnent lieu à de la nécrose avec suppuration fétide (ozéne traumatique), ou encore à des larmoiements ou à des fistules lacrymales. Toutes ces complications sont guérissables.

Par contre, il peut en résulter une déformation des os du nez et de la cloison, avec rétrécissement des fosses nasales.

On peut, par une opération, remédier à la déviation de la cloison.

II. — *La fracture des os malaires* est rare.

III. — *Les fractures du maxillaire supérieur* résultent de traumatismes violents ; il peut y avoir, en même temps, des manifestations cérébrales. Ces fractures guérissent en 4-10 semaines. La nécrose retarde la guérison, et la suppuration peut, à la rigueur, amener de la septicémie et de la pyohémie.

IV. — *Les fractures du maxillaire inférieur* mettent au moins 4 à 10 semaines pour guérir, et s'accompagnent souvent de nécrose et de suppuration dans le foyer de la fracture ; dans les cas graves, il peut survenir de la pneumonie infectieuse par déglutition du pus.

C. Fractures des dents. — Les dents peuvent être fracturées en plus ou moins grand nombre, ou bien elles tombent lors de fracture des maxillaires. L'absence des incisives défigure la physionomie et gêne la prononciation, l'absence des molaires gêne la mastication.

Il ne résulte aucune incapacité de travail de l'absence des dents. Il n'y a droit à une indemnité que quand elles défigurent, surtout chez des personnes jeunes et du beau sexe, au moins en Allemagne, mais non en France.

D. Luxation de la machoire inférieure. — Elle résulte d'un choc direct; guérison en 1 à 2 semaines. A la suite d'un traumatisme violent, le condyle peut se déplacer en arrière et défoncer la paroi du conduit auditif. On a observé, à la suite de cet accident, de la suppuration du conduit et une ankylose de l'articulation temporo-maxillaire.

La luxation du maxillaire inférieur se réduit facilement; parfois elle est irréductible.

E. Le schéma viennois donne les chiffres suivants pour les *dommages résultant des lésions de la face :*

	p $\frac{100}{}$	
Mutilation par déformation du nez . . .	16 2/3	25
Mutilation à la suite de cicatrices ou de brûlures	8 1/3	16 2/3
Mutilation par cicatrices avec rétrécissement des orifices du nez et de la bouche (dyspnée)	33 1/3	
Ankylose de la mâchoire inférieure inguérissable	33 1/3	
Absence des dents défigurant une personne jeune du sexe féminin	8 1/3	

CHAPITRE III

BLESSURES DES YEUX

A. LÉSIONS DES PAUPIÈRES. — I. — *Les contusions* proviennent de coups, chocs ou chutes sur des corps durs ; il peut en résulter une éraillure ou une déchirure qui peuvent suppurer ; guérison en 1 à 3 semaines.

II. — *Plaies* par instruments piquants et tranchants, par arrachement ou contusion, guéries en 1 à 4 semaines.

Brûlures guéries en 3 à 10 semaines. Le ptosis peut nécessiter des opérations, de même que l'*entropion* et l'*ectropion*, consécutifs à des cicatrices. Guérison en 2 à 4 semaines.

B. LÉSIONS DE LA CONJONCTIVE. — I. — *Les corps étrangers*, enlevés immédiatement, n'entraînent pas de suites fâcheuses ; s'ils persistent un certain temps, ils provoquent une inflammation que leur ablation calme. Guérison : 1 à 3 semaines.

Les métiers provoquant des poussières irritant la conjonctive ne donnent pas lieu à des indemnités, lorsqu'ils occasionnent des conjonctivites chroniques ; on a alors des métiers dangereux, mais non des accidents du travail.

II. — *Les plaies* par déchirures et à lambeaux guérissent facilement en 1 à 3 semaines.

III. — *Les brûlures et cautérisations* par la flamme, de l'eau bouillante, de la chaux vive, des acides, etc., sont des lésions graves qui amènent quelquefois la nécrose cornéenne. La cicatrisation donne des adhérences avec les parties voisines, paupières (ankyloblépharon) ou globe (symblépharon).

Les granulations peuvent être cause d'indemnité quand un blessé soigné dans une clinique y a contracté la maladie ; mais il faut qu'il soit prouvé qu'avant son entrée à la clinique, il était bien exempt de trachôme.

C. LÉSIONS DE LA CORNÉE. — I. — *Les corps étrangers* sont fréquents ; les 3/4 de ceux qui atteignent l'œil siègent sur la cornée, soit superficiellement, soit plus profondément. Les corps étrangers aseptiques n'amènent d'habitude aucun désordre ; ceux qui sont infectés peuvent amener une suppuration de la cornée et de l'œil. Guérison en 1 à 4 semaines ou davantage.

II. — *Contusions* fréquentes à la suite d'un coup de branche d'arbre ou de baguette, d'où souvent *kératite à hypopyon ;* dans les cas bénins, la guérison s'effectue en 1 à 2 mois ; mais souvent la lésion peut se compliquer et même aller jusqu'à la phtisie du globe.

III. — *Les plaies non pénétrantes,* traitées de suite, guérissent très vite en 1 à 2 semaines. Négligées, elles peuvent s'enflammer et suppurer, et se compliquer d'ulcère avec hypopyon. Guérison en 2 à 6 semaines.

Les plaies perforantes sont plus souvent causées par des instruments piquants plutôt que coupants ; elles peuvent guérir en 1 à 2 semaines.

Les plaies contuses et par arrachement se compliquent souvent de lésions plus profondes, telles que hernie de l'iris, du cristallin, ou corps étrangers de l'œil. La panophthalmie force souvent à pratiquer l'énucléation.

Longtemps après la guérison (6 mois à 10 ans), on est souvent obligé de faire des opérations secondaires, telles qu'iridectomie et extractions de cataractes.

Les troubles cornéens consécutifs à des blessures constituent un affaiblissement permanent de la vision ; à la périphérie, les taies gênent la vision indirecte, au centre de la cornée, c'est la vision directe qui est empêchée. Il faut encore tenir compte, dans l'évaluation du dommage, de la mutilation que cause la taie cornéenne, au point de vue de la physionomie.

Il est évident qu'une taie qui ne gêne pas la vision ne doit pas être indemnisée.

De plus, Kauffmann rapporte des cas de taies cornéennes dont les porteurs ont eu une rente pendant un temps limité, un an ou davantage, jusqu'à ce qu'ils aient pu s'habituer de nouveau au travail en faisant abstraction de leur trouble cornéen.

D. Lésions de la sclérotique. — *Les plaies* superficielles guérissent en 1 à 2 semaines ; les plaies perforantes résultent de coups ou de corps coupants et piquants. Les complications fréquentes, consistent en hernies du cristallin ou du vitré, déchirure du corps ciliaire, de la choroïde et de la rétine, corps étrangers dans l'œil. Si on peut éviter la suppuration, la guérison peut s'effectuer en 6 à 12 semaines. Malheureusement, on observe souvent, dans la suite, des troubles du vitré, des chorio-rétinites, des décollements de la rétine, une diminution de la vision centrale et un rétrécissement du champ visuel. S'il survient de la suppuration, l'œil devra être énucléé, ou il s'atrophiera. Même plus tard, il pourra devenir urgent de faire l'énucléation, à cause de douleurs persistantes ou de menaces d'ophthalmie sympathique. Guérison en 6 à 26 semaines.

E. Lésions de l'iris. — I. — *La paralysie de l'accommodation avec mydriase traumatique* (dilatation persistante de la pupille) peut être consécutive à une contusion du globe; elle est parfois guérissable en 6 à 10 semaines; d'autres fois elle persiste et entraîne un affaiblissement permanent de la vision.

II. — *L'iridodyalise* (arrachement) provient d'une contusion du globe; de faibles degrés peuvent guérir, ou laisser une mydriase persistante; guérison en 2 à 4 semaines; des degrés plus notables réclament une intervention chirurgicale; guérison en 4 à 12 semaines. D'habitude, il en résulte un affaiblissement de la vision.

III. — *Corps étrangers;* ils s'enkystent rarement, et peuvent même plus tard provoquer de l'iritis et de l'irido-cyclite. Si le corps étranger est enlevé à temps, la guérison s'effectue rapidement en 2 à 6 semaines; dans le cas contraire, il peut survenir de la suppuration de l'iris, de la chambre antérieure et de la cornée. Une opération peut encore sauver l'œil en 4 à 10 semaines. Un affaiblissement de la vision est rare.

La panophtalmie peut survenir avec perte de la vision.

IV. — *Plaies.* Les déchirures et contusions sont le plus souvent suivies d'une violente inflammation; mais les plaies peuvent se compliquer de hernie de l'iris, de blessure de la cristalloïde, de luxation du cristallin, de corps étranger; ces derniers doivent être enlevés s'ils occasionnent une violente inflammation intra-oculaire. Guérison en 4 à 12 semaines.

F. Lésions du cristallin. — I. — *La commotion et la contusion* du globe peuvent provoquer une déchirure de la cristalloïde et de la zonule, avec ou sans luxation du cristallin. Après ouverture de la capsule cristallinienne, la lentille peut se résorber en totalité, dans l'espace de 6 à 8 semaines, chez les individus jeunes : puis il persiste une opacité cristalloïdienne. Chez les adultes, il y a à craindre un irido-cyclite avec glaucome. C'est pourquoi l'ablation du cristallin est indiquée ; on devra même souvent faire cette opération en cas de luxation du cristallin. Guérison en 1 à 4 mois.

II. — *Les corps étrangers* provoquent rapidement un trouble de la lentille, soit par cataracte, soit par suppuration ; la cataracte devra être enlevée. En cas de cataracte secondaire, une autre opération sera plus tard nécessaire ; guérison en 2 à 15 mois.

III. — *Les places* du cristallin nécessitent presque toujours une intervention destinée à pratiquer l'ablation de la cataracte formée.

Après l'extraction de la cataracte, il survient de l'hypermétropie. Mais les lunettes corrigeant ce défaut de réfraction ne peuvent servir pour le travail, si l'autre œil est bon, à cause de la trop grande différence de réfraction et des désordres qui en résultent.

L'extraction d'une cataracte secondaire doit être regardée comme une nouvelle opération indépendante de la première. Avant de l'exécuter, il faudra donc demander le consentement du blessé, et si celui-ci refuse, il ne sera pas passible d'une diminution d'indemnité.

G. Lésions du vitré, de la choroïde et de la rétine. — I. — *Les commotions et contusions* du globe peuvent donner lieu à des *hémorrhagies de la choroïde*, et même à des *déchirures* de cette membrane. En règle générale, il persiste un rétrécissement du champ visuel et l'acuité visuelle centrale est diminuée.

Les mêmes causes peuvent aussi provoquer des *déchirures et des hémorrhagies de la rétine*. Les degrés légers sont guérissables en 2 à 6 semaines ; les formes graves provoquent un rétrécissement central du champ visuel ; la guérison peut se faire en 4 à 12 semaines. *La macula* peut très souvent être atteinte des lésions décrites par Haab. Le pronostic n'est favorable que pour les troubles survenant immédiatement après l'accident. Les altérations persistantes de la macula sont d'un mauvais pronostic et ont une tendance à s'aggraver avec le temps et à s'étendre à la choroïde.

Il n'est pas rare de voir des *décollements de la rétine* à la suite de contusion du globe ; elles sont surtout fréquentes et faciles sur les yeux myopes, et peuvent être considérées comme inguérissables.

II. — *Les corps étrangers* influençables par l'aimant, pourront être retirés avec les électro-aimants de Haab ou de Hirschberg. Dans la moitié des cas, l'œil se perd malgré la réussite de l'opération : guérison en 3 à 6 semaines. Les corps étrangers non aimantables peuvent être enkystés, et l'acuité peut redevenir assez bonne ; guérison en 6 à 12 semaines. Le plus souvent, ils donnent lieu à de la panophtalmie, avec ou sans élimination du corps étranger et rétraction du globe, à moins qu'on ne soit obligé d'en faire l'ablation. Plus tard, on sera peut-être obligé d'enlever l'œil à cause de sa sensibilité ou de la menace de l'ophthalmie sympathique.

III. — *Les plaies* occasionnées par une pénétration du corps vulnérant à travers le segment antérieur sont plus graves à cause de la blessure du cristallin, que celles qui viennent des parties latérales du globe. Ces dernières peuvent guérir sans suppuration en 6 à 10 semaines. Malgré cela, l'œil peut s'atrophier plus tard, à la suite d'irido-cyclite et de choroïdite, avec abaissement de l'acuité visuelle, même avec conservation de la perception lumineuse quantitative. La suppuration nécessite l'ablation du globe. Guérison en 6 à 12 semaines.

H. Lésions de l'orbite. — 1. — *Les corps étrangers* de petit volume ne sont pas dangereux ; de plus volumineux intéressent aussi le globe oculaire et provoquent de la suppuration de l'orbite.

II. — *Les plaies* sont, le plus souvent, occasionnées par des instruments piquants et tranchants, ou par des éclats métalliques. On peut voir alors, la lésion, non seulement de l'orbite, mais encore de la cavité crânienne. Les lésions peuvent être directement sérieuses pour l'œil, ou indirectement par phlegmon de l'orbite, qui nécessite rarement l'ablation du globe. Guérison en 4 à 20 semaines.

J. Appréciation des troubles de la vision. — La grande difficulté, pour résoudre cette question, est précisément de trouver une appréciation la plus exacte possible de l'acuité visuelle de chaque œil de façon à en déduire, par une formule presque mathématique, le dommage qui résulte de la diminution de la capacité visuelle, partant de la capacité de travail : ce serait là l'idéal.

Malheureusement en pratique, les choses sont loin de

se présenter d'une façon aussi simple ; c'est ce dont on s'est aperçu depuis longtemps, en Allemagne, où l'assurance obligatoire fonctionne depuis plus de quinze ans. On s'est alors efforcé par des tableaux dressés à l'avance (Zehender, Schrœter, Magnus, Heddaeus, Grœnouw), d'une part, de faciliter les calculs des experts, et d'autre part de se rapprocher le plus possible de ce que l'on croyait la vérité en enfermant dans des formules l'acuité visuelle physiologique de l'œil sain, et ce qui restait d'acuité visuelle physiologique à l'œil blessé.

Le résultat de tous ces efforts, dit très bien Sulzer dans son rapport (1), a été de montrer qu'il n'y a aucune formule générale permettant de calculer dans tous les cas la diminution de l'acuité visuelle professionnelle résultant d'une diminution donnée de l'acuité visuelle physiologique. Cette relation doit être déterminée dans chaque cas individuel selon les circonstances particulières qu'il représente. Cela paraît bien naturel quand on se rappelle que la relation qui existe entre l'acuité visuelle physiologique et l'acuité visuelle professionnelle varie selon le métier et dépend souvent aussi des qualités individuelles du sinistré (Sulzer).

C'est Magnus qui eut le mérite de faire la distinction entre l'*acuité visuelle scientifique* et l'*acuité visuelle professionnelle* ; il n'est pas nécessaire, en effet, pour faire un métier ou exécuter un travail, que l'ouvrier possède toute son acuité visuelle scientifique ; une partie de celle-ci suffit ; de même l'incapacité au travail ne correspond pas non plus à la cécité scientifique. Par l'observation de nombreux faits, on a donc pu établir des chiffres extrêmes

---

(1) *Sulzer*. L'acuité visuelle au point de vue médico-légal. Rapport présenté à la Société ophthalmologique de Paris. Séance du 8 juin 1901, et Annales d'oculistique, février 1901. P. 91.

que Magnus évalue aux 3/4, et Grœnouw aux 2/3 de l'acuité visuelle scientifique, comme limite supérieure, et comme limite inférieure 0,15 pour Magnus, et 0,1 seulement pour Grœnouw ; au contraire, quand il s'agit d'acuités visuelles moins élevées, partant, de gens chez lesquels le travail nécessite moins de vision, les limites oscillent entre 1/2, limite supérieure de l'acuité visuelle scientifique pour Magnus et Grœnouw et 0,05 pour Magnus et 0,02 pour Grœnouw, comme limite inférieure. Les calculs extrêmes de ces deux auteurs leur donnèrent comme valeurs extrêmes de 18 à 33 0/0 d'indemnité pour la perte d'un œil (Praun) (1),

Il existe donc, et voilà le point important de la question, deux sortes d'acuités visuelles, au point de vue de l'expertise médico-légale ; d'une part, l'*acuité visuelle physiologique* qui permet de percevoir séparés deux points, vus sous un angle visuel de soixante secondes ; c'est l'acuité normale théorique, si l'on peut dire ; d'autre part, nous avons l'*acuité visuelle professionnelle* qui est représentée par le degré d'acuité visuelle physiologique nécessaire pour exercer un métier déterminé (Sulzer). Voilà celle qu'il nous importe de connaître exactement, et grâce à laquelle nous pourrions nettement évaluer le dommage causé à un blessé lors d'un accident aux yeux.

Il est bon de se rappeler, et tout le monde est convaincu de ce fait, que la grande majorité des métiers n'exige qu'une acuité visuelle inférieure à l'acuité visuelle physiologique normale. Pour beaucoup d'ouvriers une diminution de l'acuité visuelle physiologique, moindre que la moitié, ne constitue pas une diminution de la capacité de

---

(1) Die Verletzungen des Auges. Wiesbaden. Bergmann 1899. P. 159 et suiv.

gagner leur vie par leur métier (terrassiers, ouvriers agricoles, etc.). D'autre part, une diminution supérieure à la moitié, mais n'abolissant pas complètement l'acuité visuelle physiologique, entraîne l'incapacité complète de gagner la vie par un métier déterminé. Dans les appréciations médico-légales l'acuité visuelle physiologique doit être remplacée par l'acuité visuelle professionnelle. (Sulzer).

Les limites de l'acuité professionnelle, plus étroites que celles de l'acuité visuelle physiologique, dépendent du métier qu'excerce l'assuré. Elles ne peuvent être fixées que par l'expérience, c'est-à-dire, en cherchant jusqu'à quel point l'acuité physiologique peut être abaissée sans amoindrir la faculté d'exercer un certain métier, et à partir de quel point l'abaissement de l'acuité visuelle rend l'exercice de ce métier impossible. Aucun métier n'est rendu impossible par un certain degré d'amoindrissement de l'acuité visuelle physiologique et tous les métiers deviennent impossibles quand l'acuité visuelle physiologique, sans tomber jusqu'à zéro, tombe au-dessous d'une certaine limite. (Sulzer.)

La grande complication des différents métiers, dont chacun se subdivise dans un plus ou moins grand nombre de branches, n'a pas permis jusqu'ici d'instituer une classification des métiers suivant la relation qui existe pour chacun parmi eux entre l'acuité visuelle physiologique et l'acuité visuelle professionnelle. Mais les expériences faites jusqu'ici ainsi que la juridiction établie depuis quinze ans en Allemagne ont rendu possible d'apprécier les diminutions de capacité au travail résultant d'une diminution donnée de l'acuité physiologique selon des principes uniformes et invariables.

Pour arriver à ce but, on a divisé la totalité des métiers en deux classes, à savoir :

1° Métiers exigeant une acuité visuelle supérieure ;

2° Métiers exigeant une acuité visuelle ordinaire.

L'expert décide dans chaque cas donné à laquelle des deux catégories appartient le sinistré. Pour chacune de ces deux catégories on a établi sur la base des expériences recueillies la relation moyenne qui existe entre l'acuité visuelle physiologique et l'acuité visuelle professionnelle. Les écarts qui existent entre les relations établies par les différents auteurs sont petits ; l'expérience leur a fait comprendre l'acuité visuelle professionnelle dans des limites presque identiques. (Sulzer.)

La limite supérieure de l'acuité visuelle professionnelle d'un métier déterminé est l'acuité visuelle physiologique la plus petite qui permette de se livrer à toutes les occupations de ce métier. Les auteurs qui donnent cette définition (Magnus, Grœnouw et d'autres), remarquent justement qu'une acuité visuelle supérieure n'augmente pas la capacité au travail de l'individu et que la diminution d'une acuité visuelle supérieure ne diminue pas cette capacité, aussi longtemps que cette diminution ne dépasse pas la limite supérieure de l'acuité visuelle professionnelle.

Pour certains métiers, pour les institutions de transport par exemple (chemins de fer), la limite supérieure de l'acuité visuelle professionnelle est fixée par les règlements qui indiquent le degré d'acuité visuelle physiologique qu'un candidat doit posséder pour entrer dans un service déterminé. C'est le degré d'acuité visuelle physiologique, imposé comme minimum d'acuité visuelle pour les règlements qui constitue pour ces métiers la limite supérieure de l'acuité visuelle professionnelle.

Pour les métiers où aucune réglementation ne définit l'acuité visuelle nécessaire pour les observer, l'observation directe seule permet de fixer la limite supérieure de l'acuité visuelle professionnelle. Cette observation nous apprend le minimum d'acuité visuelle physiologique compatible avec l'exercice non entravé du métier en question.

Cette limite varie beaucoup avec les différents métiers. Pour les professions dites visuelles (graveurs, photographes et retoucheurs, horlogers, certains mécaniciens et certains ingénieurs) la limite supérieure de l'acuité visuelle professionnelle se confond ou se rapproche de l'acuité visuelle physiologique. Il faut bien se garder de vouloir assigner par des raisonnements en apparence fort logiques une valeur à la limite supérieure de l'acuité visuelle professionnelle d'un métier déterminé. L'observation seule peut nous l'apprendre.

La limite inférieure de l'acuité visuelle profession-nelle est l'acuité visuelle physiologique la plus grande qui ne permet plus aucune des occupations du métier. L'ouvrier dont l'acuité visuelle est tombée à la limite inférieure de l'acuité visuelle professionnelle est arrivé au point où il lui est impossible d'exercer son métier même d'une façon restreinte. (Sulzer.)

Schéma de Grœnouw

C'est en réunissant les observations fortuites d'ouvriers qui exercent leur métier sans entrave malgré une diminu-tion de limite visuelle physiologique, qu'on est arrivé à établir l'acuité supérieure de l'acuité visuelle profession-nelle pour les différents métiers. Ainsi que le montre le graphique de Grœnouw, l'acuité visuelle professionnelle

Acuité visuelle physiologique.

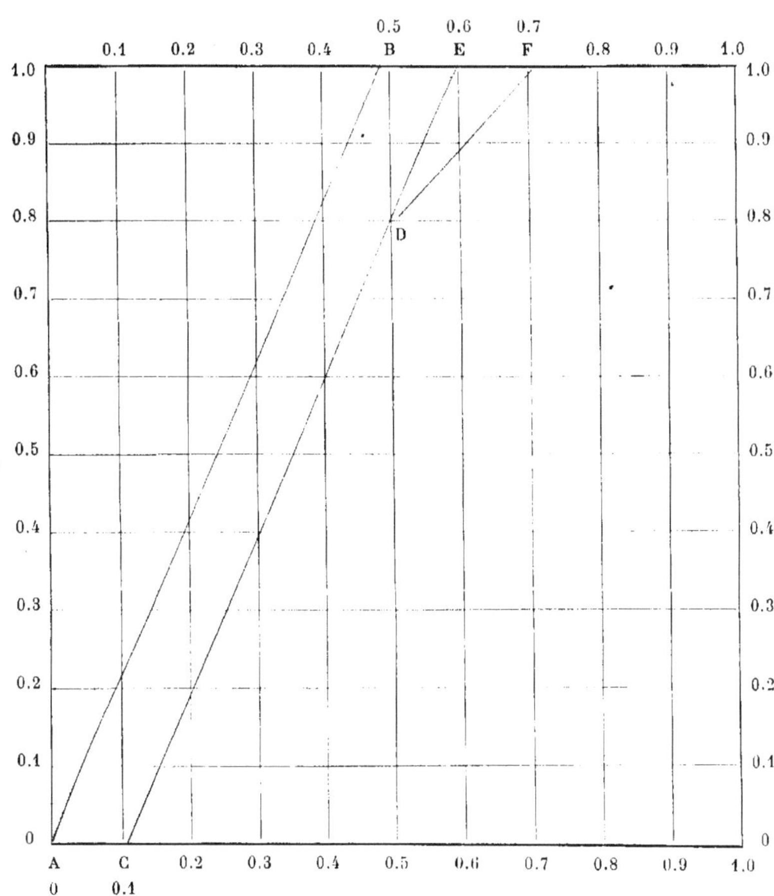

A B. Métiers qui nécessitent une acuité visuelle ordinaire.
C E. Métiers qui nécessitent une acuité visuelle supérieure.
C D F. Professions visuelles.

reste entière pour la plupart des métiers aussi longtemps que l'acuité visuelle physiologique ne tombe pas au-dessous de la moitié (0,50). Quand l'acuité visuelle physiologique est réduite à quatre dixièmes (0,4), l'acuité visuelle professionnelle est égale à huit dixièmes (0,8). Quand l'acuité visuelle physiologique est réduite à trois dixièmes (0,3), l'acuité visuelle professionnelle est égale à six dixièmes (0,6). L'acuité visuelle physiologique réduite à deux dixièmes (0,2) équivaut à une acuité visuelle professionnelle de quatre dixièmes (0,4). L'acuité visuelle physiologique égale à quinze centièmes (0,15) correspond à une acuité visuelle professionnelle de trois dixièmes (0,3), et forme la limite inférieure de l'acuité visuelle professionnelle du plus grand nombre des métiers.

On peut donc dire d'une façon générale que pour tous les métiers qui n'exigent pas une acuité visuelle spéciale, l'acuité visuelle professionnelle (la seule qui doit entrer en ligne de compte pour l'évaluation des indemnités en cas d'accident), est égale au double de l'acuité visuelle physiologique aussi longtemps que l'acuité visuelle physiologique n'est pas descendue au-dessous de 0,15. (Sulzer.)

D'une façon générale, il ne faut pas oublier que la loi française sur les accidents du travail de 1898, ne considère que la diminution de la capacité de travail, et par suite, la diminution de salaire, mais non tout autre infirmité pouvant occasionner simplement une défiguration, telle qu'un nez ou une oreille arrachés, un visage défiguré par un corrosif, etc. En un mot, seule la diminution de capacité au travail, pour le métier du sinistré, doit entrer en ligne de compte pour l'évaluation de l'indemnité. En Allemagne, il n'en est pas de même, et la loi prévoit des indemnités pour les dommages causés par l'accident, même en dehors de la capacité de travail.

On a beaucoup objecté que la capacité visuelle fonctionnelle ne devait pas intervenir dans l'appréciation du médecin, que seule, la vision physiologique a de la valeur et constitue une base certaine et sérieuse d'appréciation. Cela est vrai et cela est faux, et, en tout cas, demande explication : il est certain que si l'acuité visuelle physiologique correspondait, quand elle est diminuée par un accident, à la réalité du dommage causé au blessé, il n'y aurait rien de plus facile pour l'expert que de noter cette acuité visuelle physiologique et de tirer ses conclusions. En réalité, chacun le sait, il n'en est pas ainsi ; et nous avons déjà dit qu'une diminution de moitié, c'est-à-dire, de 0,5 pour l'acuité visuelle est encore une vision très convenable pour un travail quel qu'il soit, tandis qu'en théorie, le dommage paraît beaucoup plus considérable qu'il n'est en réalité. Le fait sera encore bien plus frappant, si l'on prend des acuités visuelles moindres, et l'on sera singulièrement surpris de voir des gens non assurés, ou non susceptibles d'être indemnisés, travailler de façon fort convenable avec des acuités physiologiques de 0,2 et 0,3, et moins encore. On a donc bien fait de faire des barèmes d'acuités visuelles professionnelles. Ces derniers sont d'autant plus précieux, qu'ils constituent d'abord un point de repère excellent pour l'appréciation des dommages causés à l'organe de la vision, et que d'autre part, ils ne sont pas du tout aussi arbitraires dans leur construction qu'on pourrait le supposer. D'une part, en effet, on s'est basé, pour les construire, sur l'acuité physiologique, mais en attribuant à celle-ci une valeur bien moindre que celle qu'elle a en réalité ; d'autre part, à force d'observations répétées sur des ouvriers non assurés, par conséquent, non intéressés à simuler ou à exagérer leur défaut de vision, on est arrivé à déterminer le plus approximativement, mais aussi le plus exactement possible, le chiffre d'acuité visuelle professionnelle compatible avec un travail possible et correspondant à l'acuité visuelle physiologique. C'est de cette façon qu'on a construit les tables de Zehender, Schrœter, Magnus, Heddaeus, Grœnouw, en lesquelles on peut avoir d'autant plus confiance qu'elle sont été plus souvent modifiées, un observateur ajoutant toujours à sa table ce qu'il croit indispensable et ce qui faisait défaut dans le tableau dressé par ses prédécesseurs, mais en retranchant aussi ce qu'il croit devoir être élagué.

Il faut donc conserver l'acuité visuelle professionnelle, et il faut s'en servir, car seule elle répond à la réalité des faits, et nous permet d'apprécier d'une façon à la fois scientifique et pratique le dommage causé aux blessés.

Acuité visuelle professionnelle des borgnes. — Un ouvrier qui a perdu un œil ne possède qu'une acuité visuelle professionnelle diminuée alors même que l'acuité visuelle physiologique de l'autre œil est entière. Cette diminution est causée par la perte de la vision binoculaire et par la diminution du champ visuel ; elle doit être évaluée comme constituant une diminution de 20 p. 100 à 33 p. 100 de l'acuité visuelle professionnelle. Or, comme en France la défiguration n'entre pas en ligne de compte, Sulzer propose de réduire ce chiffre à 1/4 = 25 p. 100 pour la diminution de l'acuité visuelle professionnelle qui résulte de la perte totale d'un œil, l'acuité visuelle du congénère étant normale. Ce chiffre me semble trop minime, et 33 p. 100 ne paraît certes pas exagéré pour indemniser la perte d'un œil.

Mais l'acuité visuelle professionnelle est représentée en principe par *l'acuité visuelle binoculaire*. Dans le cas où la diminution de l'acuité est différente pour chaque œil, l'évaluation de l'acuité visuelle professionnelle a donné lieu à bien des propositions et à bien des variations. Le tarif actuellement employé en Allemagne est représenté par la table ci-dessous :

ACUITÉ SCIENTIFIQUE	5/7.5	5/10	5/15	5/20	5/25	5/35	5/50	5/75	5/100	0
ACUITÉ SCIENTIFIQUE	1à 2/3 0.66	1/2 0.5	1/3 0.33	1/4 0.25	1/5 0.2	1/7 0.15	1/10 0.1	1/15 0.075	1/20 0.05	
1 à 2/3	0	0	5	10	10	15	15	20	20	25
1/2	0	5	10	10	15	20	25	25	30	35
1/3	5	10	25	25	30	30	35	40	45	55
1/4	10	10	25	40	40	45	50	55	60	65
1/5	10	15	30	40	55	60	65	70	75	80
1/7	15	20	30	45	60	70	75	80	85	90
1/10	15	25	35	50	65	75	85	90	95	105
1/15	20	25	40	55	70	80	90	95	100	115
1/20	20	30	45	60	75	85	95	100	110	125
0	25	35	55	65	80	90	105	115	125	125

Dans ce tableau, la première colonne verticale indique l'acuité visuelle scientifique de l'un des yeux, la première colonne horizontale celle de l'autre. Le chiffre contenu dans le rectangle qui est commun aux deux colonnes indique en 100 la diminution de l'acuité visuelle professionnelle, correspondant à cette diminution double de l'acuité visuelle scientifique.

Les diminutions de 10 p. 100 et de moins de 10 p. 100 ne donnent lieu à aucune indemnité.

La cécité complète est évaluée à 125 p. 100 de la perte de la vision professionnelle et les acuités voisines de la

cécité complète à des taux variant entre 105 et 125 p. 100.
Cette évaluation exige un commentaire. D'après ce que
nous avons dit plus haut, l'ouvrier devient complètement
incapable d'exercer son métier avant que son acuité
physiologique soit réduite à O, quand celle-ci devient
égale à $\frac{5}{33} = \frac{1}{7} = 0.15$. Cet état correspond à l'acuité
visuelle professionnelle $= O$. Mais quand l'ouvrier est
complètement aveugle, il n'est pas seulement incapable
d'exercer son métier, il a besoin en outre de soins parti-
culiers, car il ne peut exister seul. La jurisprudence
allemande lui alloue dans ces cas une indemnité supérieure à celle prévue pour l'incapacité complète au travail.

D'un autre côté, il ne faut pas oublier que tous ces
chiffres ne constituent qu'une moyenne qui doit être
augmentée ou diminuée selon le métier du sinistré. Un
valet de ferme, un terrassier appartiennent à des métiers
à acuité visuelle professionnelle basse, tandis qu'avec un
tailleur de diamants, un bijoutier sertisseur, un graveur,
l'acuité visuelle professionnelle se rapproche ou se
confond avec l'acuité visuelle scientifique. L'importance
relative de la vision binoculaire pour chaque métier est
un autre facteur qui doit être envisagé dans chaque cas
et qui donnera lieu à une augmentation ou une diminution des chiffres moyens du barème.

Malgré tous leurs efforts, les experts allemands ne
sont pas parvenus à faire jusqu'ici une classification des
différents métiers au point de vue de l'acuité visuelle
qu'ils exigent. La raison de cet échec est apparente.
Dans un même métier les exigences visuelles varient
selon la spécialité de l'ouvrier.

L'expert aura donc, dans chaque cas, la mission délicate et difficile de dire combien l'acuité visuelle profes-

sionnelle d'un sinistré a été diminuée par une diminution donnée de l'acuité visuelle scientifique. En s'appuyant sur les règles énoncées et sur les précédentes, il s'efforcera de donner à cette évaluation l'uniformité qui est l'élément fondamental de la jurisprudence et de la médecine légale (Sulzer).

Haab, de Zurich ; et Pflüger, de Berne, ont évalué, ainsi qu'il suit, les lésions oculaires :

a) En cas de perte, sans énucléation, de la vision d'un œil :

α) 25 p. 100 pour les professions demandant une vision supérieure (horlogers, mécaniciens de précision, etc.) ;

β) 20 p. 100 pour les professions n'ayant pas besoin d'une vision supérieure (terrassiers, maçons, manœuvres).

b) En cas de perte de l'œil, avec énucléation, ces taux sont augmentés de 5 p. 100, et encore de 3 p. 100 en cas de port d'un œil artificiel.

En cas de cataracte traumatique corrigée par un verre, la réduction de la capacité de travail est fixée par les auteurs précédents pour les cas cités sous *a*) α), à 20-18 p. 100, et pour les cas cités sous *a*) β), à 14-13 p. 100.

TABLEAU.

Capacité professionnelle en cas de diminution égale ou inégale de la vision centrale de chaque œil
d'après Magnus,

(Pour les professions qui demandent des capacités plus ou moins fortes.)

DEGRÉ de L'ACUITÉ VISUELLE scientifique	1.0 — 0.75	0.60	0.50	0.40	0.30	0.20	0.15	0.10	0.05	L'acuité visuelle tombe au-dessous de 0,15 à 0,05 mais sans cécité complète	Pendant la 1r année après la cécité totale d'un œil	2e année après la cécité totale d'un œil
Calcul de la rente en tant p. 100 — 1.0 — 0.75	100	100—99	100—98	99—97	98—95	96—94	96—93	94—78	93—78	84—78	73—69	82—78
0.60	100—99	100—73	100—72	99—71	98—70	96—69	95—68	94—55	93—55	84—55	73—49	82—55
0.50	100—98	100—72	100—55	99—94	98—53	96—52	95—52	94—41	93—41	84—41	73—36	82—44
0.40	99—97	99—71	99—54	76—38	75—37	73—36	73—36	72—27	71—27	64—27	55—24	61—27
0.30	98—95	98—70	98—53	75—37	52—22	51—21	51—20	50—15	49—15	44—15	37—13	42—15
0.20	96—94	96—69	96—52	73—36	51—21	30—6	29—6	29—4	28—4	25—4	21—4	23—4
0.15	95—93	95—68	95—52	73—36	51—20	29—6	19—0	19—0	18—0	16—0	13—0	15—0
0.10	94—78	94—55	94—41	72—27	50—15	29—4	9—0	9—0	8—0	8—0	6—0	7—0
0.05	93—78	93—55	93—44	71—27	49—15	28—4	8—0	8—0	—	—	—	—
L'acuité visuelle tombe au-dessous de 0.15 à 0.05 mais sans cécité complète.	84—78	84—55	84—41	64—27	44—15	25—4	8—0	8—0	—	—	—	—
Pendant la 1re année après la cécité totale d'un œil	73—69	73—49	73—36	55—24	37—13	21—4	6—0	6—0	—	—	—	—
Pendant la 2e année après la cécité totale d'un œil	82—78	82—55	82—41	61—27	42—15	23—4	7—0	7—0	—	—	—	—

Dans les deux tableaux suivants, Groenouw indique la quotité de la réduction de la capacité de travail en cas de de diminution de l'acuité visuelle sur les deux yeux :

TABLEAU I. — **Quotité de la réduction de la capacité de travail (0/0) en chiffres ronds en cas de diminution de l'acuité visuelle des deux yeux, pour des professions qui demandent un degré élevé d'acuité visuelle.**

DEGRÉ de L'ACUITÉ VISUELLE scientifique	LA VISION PÉRIPHÉRIQUE EST CONSERVÉE						Avec perte totale de la vision centrale et périphérique d'un œil
	—	0.5	0.4	0.3	0.2	0.1 ou moins	
La vision périphérique est conservée 1.0—0.6	1.0-0.6	—	5—10	10—15	10—20	10—25	20—33
0.5	—	20	25	25—30	30—35	30—40	35—45
0.4	5—10	25	40	40—45	45—50	50—55	50—60
0.3	10—15	25—30	40—45	60	60—65	65—70	70—75
0.2	10—20	30—35	45—50	60—65	80	80—85	85—90
0.1 ou moins	10—25	30—40	50—55	65—70	80—85	100	100
Avec perte totale de la vision centrale et périphérique d'un œil.	20—33	35—45	50—60	70—75	85—90	100	100

TABLEAU II. — **Quotité de la réduction de la capacité de travail (0/0) en chiffres ronds en cas de diminution de l'acuité visuelle des deux yeux, pour des professions qui demandent un degré peu élevé d'acuité visuelle.**

DEGRÉ de L'ACUITÉ VISUELLE scientifique	LA VISION PÉRIPHÉRIQUE EST CONSERVÉE							Avec perte totale de la vision centrale et périphérique d'un œil
	1.0-0.5	0.4	0.3	0.2	0.1	0 05	0.02 ou moins	
La vision périphérique est conservée 1.0—0.5	—	—	5—10	10—15	10—20	10—20	10—25	20—33 1/3
0.4	—	20	25	25—30	30—35	30—40	30—40	40—50
0.3	5—10	25	40	45—50	50	50—55	50—55	55—60
0.2	10—15	25—30	45—50	60	65	65—70	65—70	70—75
0.1	10—20	30—35	50	65	80	85	85	85—90
0.05	10—20	30—40	50—55	65—70	85	90	95	95
0.02 ou moins	10—25	30—40	50—55	65—70	85	95	100	100
Avec perte totale de la vision centrale et périphérique d'un œil.	20—33 1/3	40—50	55—60	70—75	85—90	95	100	100

Dans les deux tableaux suivants, Groenouw donne une vue d'ensemble sur la capacité professionnelle dans diverses formes de troubles du champ visuel et de la musculature extrinsèque des yeux.

Capacité professionnelle dans les diverses formes de troubles du champ visuel avec acuité visuelle professionnelle conservée.

TROUBLES du CHAMP VISUEL	CAPACITÉ PROFESSIONNELLE 0/0				RÉDUCTION de la capacité de travail		
	Magnus	Schrœter	GROENOUW	P (1)	Magnus	Schrœter	Groenouw
1) Absence de la moitié nasale de l'un ou des deux champs visuels. Léger rétrécissement concentrique de l'un ou des deux champs visuels (moins de 15°)..............	100	100	100	1	—	—	—
2) Absence de la moitié temporale ou de tout le champ visuel d'un œil. Rétrécissement du champ visuel d'un œil, du côté temporal, jusque vers 60°	90	90	90	9/10	10	10	10
3) Absence des deux moitiés temporales des deux champs visuels. Rétrécissement concentrique des deux champs visuels, du côté de la tempe, jusque 60°.......	80	80	80	8/10	20	20	20
4) Absence des deux moitiés droites du champ visuel . ... — des deux moitiés gauches........ — de la moitié inférieure .... — — supérieure...........	68	55 70 55 70	60	6/10	32	45 30 45 30	40
5) Rétrécissement concentrique des deux champs visuels jusque 30°	55	—	50	5/10	45	—	50
6) Rétrécissement concentrique des deux champs visuels jusque vers 5' au moins.........	—	25 et moins	—	—	100	75 et davantage	100

(1) Valeur professionnelle du champ visuel conservé.

Capacité professionnelle et réduction de la capacité de travail en cas de troubles de la musculature extrinsèque

TROUBLES du CHAMP VISUEL	CAPACITÉ PROFESSIONNELLE 0/0		RÉDUCTION de CAPACITÉ DE TRAVAIL	
	MAGNUS	GROENOUW	MAGNUS	GROENOUW
1) Paralysie des muscles extrinsèques d'un œil, quand la zone nécessaire au travail du blessé est vue simple.........	75	environ 86—90	25	environ 10—20
2) Paralysie des muscles extrinsèques d'un œil, quand la zone nécessaire au travail du blessé est vue double........		67—80		20—33
3) Paralysie des muscles extrinsèques sur les deux yeux (travail professionnel monoculaire). Sur l'œil utilisé pour le travail, sont paralysés :				
a) 1 muscle............	72	de 33—67 à 46—80	28	de 33—67 à 20—60
b) 2 muscles..........	68		32	
c) 3 —	62		38	
d) 4 —	56		44	
e) 5 —	46		54	
4) Paralysie de tous les muscles extrinsèques sur l'œil utilisé pour le travail...........	—	au plus 33—40	100	au moins 60—67

Le calcul de la rente en cas de lésions combinées, telles que, par exemple, une diminution de l'acuité visuelle centrale en même temps que du champ visuel ou de la musculure, doit tenir compte de chaque lésion isolée, d'après les points de départ établis par les auteurs que nous avons cités précédemment ; il en est de même des altérations isolées typiques de l'œil après une blessure, tels que l'aphakie, le symblépharon, une paralysie isolée d'un muscle, etc.

En cas d'aphakie, l'acuité visuelle centrale de l'œil atteint est totalement abolie au point de vue de la capacité professionnelle, parce qu'étant donné le degré élevé d'hypermétropie, la vision binoculaire est devenue impossible. La rente doit être estimée à 15-30 p. 100. En cas de paralysies musculaires, il faut, suivant certains auteurs, tenir compte de la profession. Les manœuvres utilisent surtout leurs droits internes, les mineurs leurs droits supérieurs, les cultivateurs et les marins leurs droits externes, etc.

Il n'en est pas moins vrai qu'une paralysie musculaire produit de la diplopie, et chaque fois que celle-ci ne peut être évitée, l'un des yeux doit être caché, de telle sorte qu'il ne se fait plus qu'un travail monoculaire. En cas de symblépharon, d'ectropion ou d'entropion, la rente doit être calculée d'après le degré de la lésion et de ses complications, telles que catarrhe conjonctival, larmoiement, etc. (Kauffmann.)

Il serait intéressant de savoir si la perte de l'œil droit est plus importante que celle du gauche. La réponse théorique à cette question est donnée par ce fait que l'œil gauche est plus souvent blessé que le droit ; par conséquent, la perte de l'œil droit doit être évaluée à un chiffre supérieur, étant donné que le gauche court plus de risques ; par conséquent, le blessé qui aura perdu son œil droit, sera plus limité dans le choix d'une profession que celui qui aura perdu l'œil gauche. Tel est l'avis d'Ottinger et de Nieden. Par contre, en pratique, il faudra exclure du calcul de l'indemnité professionnelle le danger plus imminent de la cécité pour celui qui n'a plus qu'un œil, parce que la rente doit indemniser un dommage réellement effectué, et non celui qui est possible dans l'avenir ; la loi n'a en vue que d'indemniser la diminution effective de la capacité professionnelle.

Autre point intéressant :

Le chiffre de la rente allouée primitivement peut être diminué quand la capacité professionnelle s'est perfec-

tionnée chez des monoculaires ; d'après Magnus, au bout
d'un an (en Allemagne), de trois ans (en France), cette
perfectibilité résultant de l'éducation est atteinte, et la
plupart des individus ont pu acquérir une vision physique
convenable avec leur seul œil. Il est probable que tout
individu peut arriver à ce résultat, surtout quand il est
jeune et rempli de bonne volonté. On a pu, en Allemagne,
recueillir de nombreux exemples (et qui n'en connaît
autour de soi ?), de sculpteurs, mécaniciens, ouvriers
faisant un ouvrage fin, etc., chez lesquels la perte de
l'œil se faisait tellement peu sentir pendant le travail,
qu'ils étaient en état de gagner le même gain avant
comme après l'accident, tandis que dans d'autres cas les
plaintes ne cessaient pas, même de la part de personnes
dignes de confiance.

En cas de diminution de la rente, il faut examiner indi-
viduellement chaque cas, et il ne faut nullement de parti
pris, vouloir au bout d'un an diminuer toutes les rentes.
Rien n'ébranle la confiance de l'ouvrier vis-à-vis de la
loi, comme de voir qu'à la suite du rapport d'un médecin,
rédigé après examen superficiel, la rente est diminuée par
l'assurance, puis de nouveau augmentée par le tribunal
d'appel. On incite, de la sorte, les ouvriers à interjeter
toujours appel, dans la suite, afin d'essayer (puisque cela
ne coûte rien), si la rente primitive ne pourrait pas être
augmentée. Avant le terme de révision légal (trois ans
en France), il ne faut pas essayer de réviser la rente. Il
faut même, dès le début, rendre l'ouvrier attentif à ce
fait, que le chiffre de la rente a été exagéré pour les
premières années, tandis que plus tard il pourra être
diminué. L'ouvrier doit se rendre compte qu'il entre
une certaine part d'arbitraire dans l'estimation de sa
rente ; et il doit avoir la conviction que la diminution, en

raison d'une amélioration véritable de sa situation, est tout naturellement dans les choses possibles. (Kauffmann.)

Les nombreux oculistes qui sont intervenus dans la discussion qui a suivi le rapport du Dr Sulzer à la Société d'ophthalmologie de Paris, ont montré que la question, loin d'être simple, est, au contraire, des plus complexes ; et c'est précisément cette complexité, cette multiplicité des facteurs qui interviennent pour modifier dans chaque cas l'appréciation du dommage causé à l'ouvrier, qui rend impossible de poser des formules plus ou moins mathématiques, qui permettent du coup d'évaluer en chiffres ronds l'incapacité qui résulte de l'accident.

Il en est de cette question de l'évaluation du dommage, comme de toutes les questions posées en médecine : il faut faire la part de l'observation, d'un côté, et de l'autre, celle de l'appréciation ; c'est l'évaluation la plus juste, tenant, le plus compte de tous les facteurs, qui satisfera le plus l'intéressé d'abord, puis les juges qui auront été obligés de se prononcer. Dans cette question, le mérite du clinicien, autrement dit de l'esprit observateur, posé, habile à saisir chaque point de la question, se révélera, avec toute sa valeur, exactement comme, ce même clinicien, au lit du malade, fera preuve de bon sens, de flair médical, en saisissant les indications, différentes pour chaque cas, quoique appartenant à la même maladie. Inutile de dire que les indications thérapeutiques ne sont jamais les mêmes pour deux pneumoniques, deux typhiques, etc., cela est trop connu pour que j'ose insister, et là non plus il n'existe pas de formule qui indique du coup le traitement, comme beaucoup, dans le vulgaire, se le figurent..., que dis-je, même chez certains médecins, et à propos d'oculistique, une maladie quelconque du globe de l'œil n'est-elle pas souvent synonyme d'atropine, ou de tel autre médicament malencontreux ? Le rigorisme mathématique ne convient donc pas en médecine générale, pas plus que dans l'évaluation des dommages causés par un accident. Trop nombreux sont les facteurs qui viennent augmenter ou diminuer les chiffres donnés par les auteurs allemands. Je suis, pour ma part, loin de les rejeter : ils nous sont utiles, ce sont des points de repère, et ils sont le fruit de nombreuses recherches, de multiples observations, et de quinze années d'application pratique et d'expérience.

Si défectueux qu'on les trouve, il faut cependant les adopter, à moins qu'on ne trouve mieux ; ce qui me paraît difficile pour les raisons que je viens d'indiquer à l'instant même.

Des objections se sont élevées contre les conclusions du Dr Sulzer et d'une façon générale contre la façon d'apprécier l'incapacité de l'œil blessé, en Allemagne.

Ainsi que le disait Dehenne (1), si l'on demande de déterminer, l'acuité visuelle minima compatible avec chaque profession, il est évident que c'est dans le but d'éviter l'exagération qui donne, sous ce rapport, la notation actuelle ; tel est, par exemple, le cas de cet assuré qui à la suite d'une blessure produite par un corps étranger, présentait un petit leucome cornéen, avec un léger astigmatisme irrégulier. A 5 mètres des échelles de Snellen l'œil blessé avait une acuité de 1/3. Or, d'après la police d'assurances, la compagnie devait à cet homme, en cas de traumatisme oculaire, le quart du capital souscrit (5.000 francs pour une assurance de 20.000 francs) si la vision était réduite de moitié. Il est évident que c'est exagéré, puisqu'une acuité visuelle de

____

(1) Soc. d'ophth., 8 janv. 1901.

1/2 ou de 1/3 constitue encore une excellente vision pour le travail. Il faut donc trouver une formule qui permette de dire et d'affirmer qu'un tel, à la suite d'une blessure, ou d'une maladie oculaire quelconque, a perdu la moitié, les 3/4, les 5/6 de sa vision.

Pour uniformiser les notations, Vignes (1) propose de ne donner aux lettres des tableaux d'épreuves que des expressions décimales prises à 5 mètres, à la lumière du jour, de midi à 2 heures. Ce serait déjà un progrès et qui permettrait de s'entendre plus aisément.

En tout cas, cela n'atténue pas le reproche assez fondé fait par Gorecki, que l'ouvrier qui perd un œil, perd évidemment plus de 25 p. 100 d'incapacité profession-nelle, ou plutôt, il a des chances, s'il ne peut continuer son ancien travail, de trouver difficilement un embau-chage nouveau ; car si le hasard veut que le second œil vienne à se perdre à son tour, le second patron devra, lui, payer 125 p. 100 d'indemnité. Cette objection de Gorecki, à mon avis, est spécieuse ; un ouvrier qui a perdu un œil, est toujours exposé à perdre l'autre. Mais, qui est-ce qui sera responsable de l'indemnité à payer ? C'est évidemment le patron du chantier ou de l'usine dans laquelle travaille l'ouvrier. Or quel est le patron qui n'est pas assuré aujourd'hui ? Bien imprudent serait celui qui ne le ferait pas. C'est donc le plus souvent à l'assurance qu'incombe la charge future et toujours menaçante des 125 p. 100 à payer, le jour où l'ouvrier deviendra totalement aveugle. Cette menace va durer sinon jusqu'à la mort de l'ouvrier, au moins jusqu'à sa retraite, c'est-à-dire, au moment où ses forces ne lui permettront plus de s'engager sur aucun chantier.

---

(1) Soc. d'ophthalm. de Paris. Séances des 8 janv. et 5 févr. 1901.

Du reste, la question est loin d'être vidée, et voici précisément deux jugements différents, l'un de la Cour d'appel de Paris, l'autre de la Cour de Montpellier, sur ce point :

Comment doit être classée l'incapacité de travail subie par un ouvrier par la perte d'un œil alors qu'il était déjà, avant l'accident, privé de la vue d'un œil, qu'il était borgne ?

La Cour d'appel de Paris avait jugé, le 10 février 1901, que cette incapacité de travail n'était qu'une incapacité *partielle*, et que, le patron n'étant responsable que des conséquences directes et immédiates de l'accident, la perte d'un seul œil ne pouvait donner droit à une réparation égale à celle qui entraîne la perte des deux yeux.

La Cour de Montpellier, au contraire, vient de juger que la perte d'un seul œil pour un ouvrier borgne équivaut à la perte des deux yeux pour un ouvrier ordinaire, et par conséquent produit une incapacité *absolue*.

C'est la Cour de Montpellier qui paraît être dans la vérité et l'équité, car en réalité, l'accident a produit, en ce cas, l'incapacité *absolue* qui n'existait pas avant, malgré l'infirmité partielle. (Tribune médicale, citée par : Répertoire de méd., et de chir. n° de mai 1901, p. 20.)

D'un autre côté, il faut tenir compte aussi, comme le disait Chevallereau (1), de la réfraction. Ainsi, un myope de 5 dioptries, dont, bien des fois, on n'arrivera pas à rendre l'acuité visuelle normale à distance, quel que soit le verre que l'on interpose, aura cependant jusqu'à 20 centimètres, distance suffisante pour bien des métiers, une acuité visuelle physiologique normale. Comment calculer le déchet subi par cet homme après un acci-

____

(1) Soc. d'ophth. de Paris, 5 février 1901.

dent? Ici encore l'appréciation du médecin devra tenir
compte de multiples circonstances accessoires impossibles à prévoir dans une formule établie à l'avance, et
qui modifieront profondément les résultats de l'examen.

Mais il ne me paraît pas exact de dire comme Chevallereau, qu'au lieu de s'en référer à des observations
fortuites s'appliquant à tous les corps de métiers, et pro-
céder, par conséquent, comme l'ont fait les Allemands,
il est aussi bon d'employer la voie expérimentale, et de
placer devant son œil normal un verre convexe appro-
prié pour voir de combien l'acuité visuelle sera diminuée.
C'est évidemment là une exagération, sinon une erreur
manifeste. La capacité visuelle de l'ouvrier consiste
précisément pour lui à adopter sa vue, avant, mais
surtout après l'accident, au genre de travail qu'il veut
entreprendre, soit que ce travail soit celui qu'il faisait
autrefois, soit qu'il en ait pris un nouveau ; et c'est précisément la bonne volonté qu'il mettra à adapter sa
vision à ce travail qui fera que les résultats définitifs
pourront être ou meilleurs ou moins bons.

Puis intervient un autre point important, c'est celui de
la défiguration : la question serait presque tranchée à
priori, puisque la loi française n'indemnise pas la défiguration et ne se préoccupe pas de la question d'esthétique. Mais est-il possible de faire aussi facilement table
rase de ce point délicat que paraît l'avoir fait le législa-
teur, quand on a la prétention de s'occuper avec tant de
sollicitude de vouloir indemniser l'incapacité de travail.
Sans doute, un manœuvre, un terrassier, un ouvrier
quelconque, feront toujours de bon travail, quand même
ils ne pourront pas faire montre d'une physionomie
agréable et qu'ils auront des traits défigurés par un accident. Mais en est-il de même pour un valet ou une

femme de chambre qui, à la suite d'un traumatisme, auront un strabisme divergent ou un leucome très visible, et ne trouveront pas facilement, à cause de cette difformité à se placer dans bien des familles ? Il y a donc, en dehors de la diminution de l'acuité visuelle, un dommage esthétique qu'il est nécessaire d'évaluer (Chevallereau).

Du reste, Péchin (1) a fait remarquer avec juste raison que l'uniformité et l'invariabilité sont absolument impossibles dans l'appréciation des dommages. Malgré les barêmes si bien dressés en Allemagne, comment fera-t-on pour mettre en formule les nombreux termes intermédiaires entre l'incapacité totale et le commencement de la dépréciation des facultés ou de l'habileté de l'ouvrier ? Ce sont ces intermédiaires qui constituent cependant la majorité des cas. A cela on peut répondre que c'est précisément à l'expert qu'est dévolu le rôle qui consiste à délimiter l'incapacité professionnelle quitte, au juge, à prononcer le taux de l'indemnité à accorder d'après l'expertise. Et d'ailleurs Péchin l'a encore dit excellemment : pour bien apprécier, il faudra, de la part de l'expert, une étude attentive de l'état du malade, une évaluation de son incapacité professionnelle qui *ne pourra jamais être qu'approximative*, puisque, tout diminué qu'est l'ouvrier, et il l'est toujours, il faut tenir compte de ses aptitudes, on pourrait dire de son ingéniosité, à se passer de la quotité de vision dont il est privé.

Une condition indispensable, comme le disait Deschamps (2), de Grenoble, pour l'appréciation aussi uniforme que possible des dommages, c'est avant tout

---

(1) Soc. d'ophth, 5 mars 1901.
(2) Soc. d'ophth., 5 févr. 1901.

l'adoption d'une échelle définitive pour mesurer l'acuité visuelle; en pareil cas, l'acuité visuelle physiologique qu'on est bien obligé de prendre comme point de départ, servira à quelque chose, surtout si on fait suivre cette notation d'explications relatives à chaque cas particulier.

Evidemment l'on fera toujours bien, comme le propose Dor fils (1), de tenir compte : 1º de la vision binoculaire centrale ; 2º de la vision centrale de chaque œil en particulier ; 3º du champ visuel; 4º de la concurrence professionnelle, qui est la plus ou moins grande facilité que l'ouvrier borgne aura à trouver du travail, suivant que son œil sera aveugle par une section du nerf optique ou par un vaste leucome de la cornée qui frappe tout le monde. Sans doute, il faut considérer attentivement l'état de l'accommodation qui peut être plus ou moins paralysée (Morax, Antonelli) (2), et il est toujours bon de faire des réserves en présence d'un traumatisme oculaire grave (Terrien) (3), même sans grande lésion apparente extérieure et immédiate.

Mais tout cela est bien entendu et tout expert qui comprend son rôle fera entrer ces facteurs en ligne de compte, avec bien d'autres encore, telle qu'une paralysie isolée ou multiple des muscles extrinsèques de l'œil, du ptosis, etc.

J'ajouterai qu'un point me paraît encore absolument essentiel, non seulement dans l'intérêt de l'ouvrier pour lequel aucune sollicitude ne saurait jamais être exagérée, mais aussi dans l'intérêt des patrons et des compagnies d'assurances dont les intérêts n'entrent jamais en ligne

---

(1) Soc. d'ophth., 5 mars 1901.
(2) Soc. d'ophth. 15 mars 1901.
(3) Soc. d'ophth., 15 mars 1901.

de compte : je veux parler de l'examen attentif des ouvriers avant l'embauchage, et de la notation exacte sur leur livret du défaut de vision ou autre existant avant le travail et partant avant l'accident. Voilà une mesure qui éviterait bien des discussions d'une part, et d'autre part, épargnerait souvent bien des difficultés à l'expert qui doit apprécier et au juge qui doit statuer sur l'état définitif du blessé.

Il m'est arrivé, comme à d'autres confrères, de trouver dans une expertise que l'œil blessé était précisément le meilleur, et que celui qui restait était au-dessous de la normale, par hypermétropie ou autre vice de conformation ou de fonctionnement, ou encore par le fait d'un accident antérieur, et tout cela, avec ou sans la conscience et la bonne foi de l'ouvrier. Je me suis toujours autorisé, dans ce cas, à ajouter dans mes rapports, à la suite du fait noté et expliqué, un mot de commentaire déplorant la négligence du patron qui engage des ouvriers sans examen préalable. Quelle impression mes commentaires ont-ils fait sur l'esprit des juges pour atténuer ou augmenter la quotité d'indemnité due par l'accident, ou sur l'esprit du patron, pour modifier sa ligne de conduite future à cet égard ? Je n'en sais absolument rien.

Quoiqu'il en soit cette mesure me paraît des plus essentielles et de la dernière importance. En effet, en examinant l'ouvrier avant l'embauchage, on sera toujours sûr d'avoir son acuité visuelle exacte ; car, à ce moment, il veut, il désire du travail et cherche par tous les moyens à sa disposition à être embauché ; comme vision, il donnera donc tout ce qu'il pourra ; il accuserait même plutôt, s'il le pouvait, une acuité visuelle supérieure à celle qu'il a, pour atteindre son but plus sûrement. Tout cela est très légitime. Mais examinez le même homme après un accident, si minime soit-il ; il ne vous donnera plus son acuité visuelle avec le même zèle, et il cherchera à la diminuer le plus qu'il pourra ; et ce sera encore dans son intérêt. Je dirai même qu'il est bien rare qu'un ouvrier qu'on est appelé à examiner au point de vue médico-légal, accuse nettement la vision qu'il possède ; il y a souvent de l'exagération contre laquelle le médecin est obligé de ruser et d'employer des subterfuges pour arriver à lutter contre cette simulation que j'appellerai volontiers instinctive. D'autant plus que si l'on a pratiqué l'examen des yeux avant l'embauchage, l'ouvrier, un peu habile et intelligent, se trouvera déjà initié à cet examen, et pourra à cet égard se former une religion, qui lui permettra, pense-t-il, de nous tromper encore plus facilement ; mais ce lui sera moins facile avec les points de repère établis.

D'un autre côté, et dans le même ordre d'idées, une fois le dommage constaté, et lorsqu'il est relativement minime, on parle de l'aptitude, de l'ingéniosité de l'ouvrier à faire son travail, malgré un dommage visuel réel. Mais comment appréciera-t-on cette aptitude, et cette bonne volonté au travail, quand il est question d'indemnité à gagner et à majorer ? Est-ce dans le cabinet du médecin ou à la clinique que vous l'examinerez ? C'est impossible. Est-ce à l'atelier ? Encore moins : et d'abord, vous, médecins, vous êtes incompétents pour juger le travail à exécuter, ou pouvant et devant être fait. D'où, nécessité d'un nouvel examen par un expert compétent.

Ensuite, il faut toujours en revenir à ce sempiternel état des choses : l'ouvrier que vous examinez, et que vous voudriez voir ingénieux, plein de bonne volonté, fera, au contraire, tout son possible pour, dans ces moments, se montrer inhabile, maladroit, incapable de remplir la tâche que vous voudrez lui imposer. En un mot, vous n'en tirerez rien... jusqu'à ce qu'il soit indemnisé. Alors l'intervention du médecin et sa propre ingéniosité professionnelle ne servent plus à rien.

Un point défectueux est encore à signaler dans la loi du 9 avril 1898 ; c'est celui qui est relatif à l'article 19 et qui dit que la demande en revision de l'indemnité fondée sur une aggravation ou une atténuation de l'infirmité de la victime ou son décès par suite des conséquences de l'accident est ouverte pendant trois ans à dater de l'accord intervenu entre les parties ou de la décision définitive.

Quand il s'agit de l'œil, il est manifeste que ce délai de trois ans est notoirement insuffisant : ne sait-on pas que l'ophthalmie sympathique due à un œil primitivement blessé peut éclater après un nombre indéterminé d'années après l'accident, 10, 20, 30 ans? et c'est là l'exemple le plus topique. Une taie provenant d'un accident peut s'enflammer à tout moment, et par conséquent, abaisser l'acuité visuelle restante ; personne ne niera cependant, qu'en pareil cas, cette inflammation et l'aggravation qui en résulte ne soient encore la conséquence éloignée de l'accident ; et pourtant, une fois les trois ans passés, l'ouvrier n'aura plus de recours contre le patron ou l'assurance. Disons aussi, pour être juste, qu'une fois ce délai passé, ces derniers n'auront plus de recours à leur tour, contre l'ouvrier qui, par son habileté et sa bonne volonté, aura augmenté sa capacité de travail et, par là, diminué l'indemnité qui lui avait été attribuée en raison de l'accident primitif et des dommages par lui occasionnés. Ces faits provoquent les conclusions suivantes : c'est que, d'une part, il est toujours préférable de pratiquer le plus tôt possible l'énucléation d'un œil perdu pour la vision et chez lequel la nature de la

lésion risque de provoquer une ophthalmie sympathique ;
et cela malgré les détracteurs de l'énucléation, ou plutôt
malgré les oculistes qui, se disant conservateurs à
outrance, trouvent qu'on énuclée trop d'yeux. On ne
saurait, à mon avis, abuser de l'énucléation, opération
bénigne, quand on exerce dans un milieu ouvrier ou
campagnard, et qu'on a affaire à des malades négligents
de leur personne, qui parfois ne reviennent que quand
l'ophthalmie sympathique a déjà fait des ravages indélébiles sur le congénère. Que faire surtout quand, comme
je l'ai vu dans deux cas, à la suite de blessures d'un œil,
l'œil sympathisé s'est perdu en quinze jours par suite
d'irido-cyclite suraiguë, malgré tous les remèdes employés, iridectomie, injections sous-conjonctivales, énucléation immédiate du sympathisant ; et j'ajoute que dans
l'un des cas, l'ophthalmie s'est déclarée alors que l'énucléation de l'œil blessé avait été pratiquée six semaines
auparavant dans les premiers jours qui ont suivi l'accident. Il ne faut donc pas craindre d'énucléer, et risquer
au besoin de faire, sous ce rapport, une opération inutile,
plutôt que d'exposer le blessé à devenir totalement
aveugle.

D'un autre côté, j'ajouterai que toutes les doléances et
les récriminations, qu'elles partent de l'ouvrier, du
patron et de l'assurance, ou encore du médecin ne servent à rien au sujet du délai de trois ans fixé par la loi,
et qui, je viens de le démontrer, est manifestement insuffisant. Ici encore, nous nous trouvons en présence d'un
fait, et rien n'est brutal comme un fait. La loi est faite,
il s'agit donc de s'y conformer ; à d'autres à la faire
réviser, si c'est possible.

Sans doute, encore une fois, la notation allemande n'est
pas parfaite ; mais c'est encore ce qu'il y a de mieux ;

les Allemands, comme disait Javal, ont essuyé les plâtres :
leur notation est le résultat d'une expérience péniblement
acquise, souvent remaniée ; autant l'adopter ; et je dirai
volontiers, encore avec Javal (1), que c'est une chance
pour nous de l'avoir, car l'expérience sur cette matière
date, en Allemagne, déjà de plus de seize ans. D'ailleurs,
je me permettrai de faire remarquer qu'on a fait à cette
notation allemande beaucoup d'objections et de critiques ;
mais nul n'a proposé de remède radical, et personne n'a
montré par quoi il fallait la remplacer. Et en fin de
compte, la loi est la loi ; elle est faite, il s'agit de l'appliquer, le moins durement possible pour l'ouvrier, mais
au mieux des intérêts des partis engagés.

Il ne faut donc rien exagérer : qu'on se rappelle bien
que rien n'est parfait en ce monde : c'est ce que nous
ne savons que trop. Il est donc bien certain que pour
l'appréciation médico-légale des dommages oculaires,
pas plus que pour toute autre chose, on n'arrivera à la
perfection. Point n'est défendu cependant de tendre à
s'en rapprocher ; loin de là, et ce doit être, au contraire,
notre but. Mais il y a cependant des limites d'exigence,
au moins momentanées, à cette perfectibilité, et le
progrès, on le sait bien, ne marche qu'à pas lents.
Contentons-nous donc pour le moment de ce que l'on a
fait jusqu'alors en Allemagne, et à nous de faire mieux
dans l'avenir ; mais de grâce, ne rendons pas impossible, par trop d'exigences la tâche de l'expert, déjà
assez délicate et compliquée.

---

(1) Soc. d'ophth. de Paris, 15 févr. 1901.

CHAPITRE IV

BLESSURES DE L'OREILLE

A. Blessures du pavillon. — Les blessures, par accident, en sont rares, d'après Kauffmann. On y voit des éraillures, des gonflements, des piqures et coupures, par chute sur des corps pointus ou coupants. Elles guérissent facilement et sans déformation. Il en est de même pour l'arrachement presque total du pavillon.

A la suite de brûlures ou de cautérisations, on voit survenir des déformations, comme après un othématome (tumeur sanguine) ou une perte de substance du pavillon ou du lobule.

La surdité ne survient qu'après un fort rétrécissement ou une obstruction de l'ouverture du conduit auditif.

En Suisse, la perte du lobule fut, dans un cas, indemnisé de 500 fr.

Pour ce qui est de la défiguration, on peut dire que le défaut peut être atténué par ce fait qu'on peut cacher l'oreille défigurée avec les cheveux, qu'on ne voit jamais les deux oreilles en même temps pour les comparer, ce qui atténue le défaut. Au point de vue de l'audition le pavillon n'est pas indispensable : en effet, d'après Probbi, cité par Kauffmann, on n'a jamais constaté de surdité chez les voleurs que l'on punissait autrefois en leur coupant les oreilles.

B. Blessures du conduit auditif externe. — Des corps étrangers peuvent blesser la partie cartilagineuse et même osseuse du conduit ; ces blessures guérissent facilement après l'ablation du corps étranger.

Après l'introduction d'eau froide, on peut observer l'inflammation du conduit auditif externe, mais surtout de l'oreille moyenne. En cas de luxation de la mâchoire inférieure, un coup ou une chute sur cette mâchoire peuvent occasionner une fracture de la paroi osseuse du conduit. Même sans luxation du maxillaire, les mêmes traumatismes peuvent amener des suffusions sanguines ou des déchirures à la jonction de la partie cartilagineuse et de la partie osseuse du conduit. Dans les fractures de la base du crâne, la paroi postérieure du conduit osseux peut être intéressée.

Le rétrécissement ou l'obstruction du conduit amènent constamment des troubles de l'audition.

C. Blessures du tympan. — I. — *Les ruptures directes* résultent de l'introduction de corps étrangers pointus et siègent le plus souvent dans le 1/4 supérieur et postérieur ; comme complication, arrachement et déplacement des osselets ; fracture du marteau et de l'étrier.

II. — Les ruptures indirectes proviennent de coups ou de chutes sur la tête ou la mâchoire inférieure ; de changements brusques dans la pression de l'air ou de commotion, d'habitude par des soufflets ou des explosions et des détonations. La déchirure ne peut être nettement reconnue que pendant les 2 ou 3 jours qui suivent l'accident. La guérison s'effectue sans dommage pour l'audition, s'il n'y a pas de complications.

Ces complications peuvent être : une suppuration de l'oreille moyenne, des bruits subjectifs pouvant persister très longtemps, même avec une acuité auditive normale, puis diminuent et disparaissent totalement, enfin, une persistance de la déchirure qui peut donner lieu à des suppurations récidivantes de l'oreille moyenne.

La perforation ancienne du tympan se distinguera de celle plus récente par l'aspect calleux de ses bords et parfois des incrustations calcaires ; ce qui signifiera toujours que la perforation date au moins de 2 à 3 semaines.

D. Lésions de l'oreille moyenne. — On a observé la blessure des osselets et de leurs articulations par introduction de corps étrangers.

L'injection de métal fondu, chez les ouvriers fondeurs, peut donner lieu à une violente otite moyenne. L'introduction d'eau froide dans l'oreille moyenne, par exemple, pendant un bain, ou dans une chute dans l'eau, a pu donner lieu à de l'otite suppurée ; sur 52 cas de ce genre (Trautmann), on a noté 2 morts par méningite et thrombose des sinus. Un coup sur la tête, la détonation d'une arme à feu, une chute sur les genoux, des efforts de vomissements ont pu donner lieu à des hémorrhagies de l'oreille moyenne sans rupture du tympan ; ce sang peut se résorber dans l'espace de quelques semaines ou mois, et l'ouïe reste nette.

Même la suppuration longtemps prolongée peut guérir avec conservation partielle de l'ouïe. Complications : polypes et nécrose, qui entretiennent la suppuration. Le travail ne doit pas être repris avant la guérison complète de la suppuration.

E. Lésions de l'oreille interne. — Une aiguille à tricoter a pu pénétrer jusqu'à l'oreille interne et léser directement celle-ci. Les commotions, ébranlements, hémorrhagies du labyrinthe, uni ou bilatérales arrivent par des causes indirectes : chutes, coups sur la tête ou le menton, chutes d'une certaine hauteur sur le siège, les genoux, les pieds. Ces accidents ne se produisent d'un côté, qu'à la suite d'un bruit intense, cri, coup de feu, explosion, etc.

Les troubles de l'ouïe consécutifs à des ébranlements du labyrinthe, peuvent souvent disparaître spontanément, mais nécessitent souvent un traitement de 2 à 3 mois. Les cas anciens sont inguérissables.

On peut encore observer de la surdité à la suite de fracture de la base du crâne ayant occasionné une déchirure du labyrinthe, une compression ou une lésion du nerf auditif, ou encore une lésion des centres auditifs dans le cerveau.

APPRÉCIATION DES LÉSIONS DE L'OREILLE. — En Autriche, la surdité unilatérale varie entre 8 1/3 et 10 p. 100 d'incapacité; on est même allé jusqu'à 25 p. 100. La surdité totale, d'après le schéma de Vienne, vaut 50 p. 100, pour Bode 75 p. 100, pour Bäcker, en moyenne, 50 p. 100 d'incapacité, chiffre auquel se rattache aussi Bæhr.

Dans un cas de surdité relative d'un côté, avec bourdonnements, vertiges pendant la marche et la station debout et pendant les mouvements de la tête, avec marche titubante, on reconnut à un maçon une réduction de sa capacité de travail de 66 p. 100.

Dans un autre cas de surdité totale de l'oreille gauche et fort bruissement subjectif, après une chute sur la tête, on admit une incapacité de 40 p. 100 ; 15 mois après l'accident, de l'oreille droite, la parole moyennement élevée était entendue à 5 mètres quand on tournait la tête du côté opposé; et en se baissant le blessé ressentait

des vertiges; on porta l'incapacité à 65 p. 100. (Kauffmann.)

En Autriche aussi, une déformation du pavillon de
l'oreille est estimée à 8 1/3 p. 100, un écoulement chronique de l'oreille à 16 2/3 et 50 p. 100 d'incapacité, à
cause des complications qui peuvent survenir.

Simulation et exagération de la surdité. — Nous
croyons intéressant et utile, de donner ici, d'après
Kauffmann, les moyens de découvrir la simulation de la
surdité, selon la méthode de Trautmann.

Simulation de la surdité bilatérale. — L'histoire du
blessé et l'examen objectif sont d'un grand poids ; en
plus de cela, on observera l'habitus extérieur des sourds.
Ils regardent fixement celui qui parle et pendant longtemps, tandis que le simulateur ne tarde pas à se fati-
guer. Si l'on dit du mal du simulateur, sa mimique va
le trahir, sitôt qu'il se sent offensé. Une apostrophe
inattendue, une injure adressée au moment du réveil
brusque manquent rarement leur but. Il est très difficile
de simuler pendant longtemps la surdité ; elle finit
toujours par être démasquée.

Simulation de la surdité unilatérale. — On détermine
avant tout, avec la montre et la parole, la capacité
auditive de l'oreille saine. Si celle-ci est à peu près normale, on emploiera les méthodes suivantes :

a) On fait boucher l'oreille saine avec le doigt, puis
on parle d'un ton de voix moyen et habituel ; si le simulateur prétend ne rien entendre, il est convaincu de
mensonge, parce qu'avec une acuité auditive normale
on entend toujours le son moyen de la voix, même en se
bouchant les oreilles, ce dont chacun peut se convaincre
aisément.

b) Si l'on place un fort diapason sur le sinciput,
le front ou les dents, on l'entend des deux oreilles dans
les conditions habituelles. Si l'examiné entend le diapason avec l'oreille saine et qu'on lui fait boucher cette
oreille avec le doigt, il doit entendre le son d'une façon
plus intense de ce côté. S'il prétend ne pas l'entendre du
tout, il nous trompe, et évidemment exagère la surdité
du côté soi-disant malade.

c) Thiem recommande du tuyau acoustique double de
Coggin. On place dans les deux oreilles de l'examiné
les embouts olivaires qui terminent les deux tuyaux
transversaux en caoutchouc du tube en forme de T,
tandis que l'extrémité du tuyau perpendiculaire aux
deux autres, terminé par un entonnoir, est tenu par l'observateur. Si, en se plaçant derrière l'examiné, on
chuchote dans l'entonnoir, les paroles sont transmises
aux oreilles seulement par les colonnes d'air renfermées
dans les tubes de caoutchouc. Si l'on pince le tube allant
à l'oreille gauche, par exemple, la droite seule entendra.
Si dans ces conditions, un individu se disant sourd de
l'oreille droite, répète les paroles qu'on lui a dites, c'est
qu'il est un simulateur, puisqu'il n'a pu entendre que de
l'oreille droite.

Simulation de la surdité incomplète bilatérale. —
Passow donne les conseils suivants, d'après la méthode
de Burchard : quand on a déterminé la distance à
laquelle le chuchotement peut encore être entendu, on
se place à une distance un peu plus grande, et on chuchote à travers un tube ; le simulateur va répondre, et
même, il sera surpris à entendre des mots qu'on prononce
à côté du tube. Urbantschistch conseille de dire alterna-
tivement des mots incompréhensibles et d'autres compré-

hensibles. Ainsi en prononçant certains chiffres, le simulateur en comprendra d'autres, et on se convaincra de la sorte du plus ou moins de bonne foi de l'observé, ainsi pour 21, 22, il pourra comprendre 41, 42, etc. On arrivera encore au but en alternant le parler à haute voix avec le chuchotement, ou bien, si insensiblement pendant l'examen, on s'éloigne du simulateur.

CHAPITRE V

BLESSURES DU COU

I. — Les brulures et cautérisations de la peau du cou résultent d'ordinaire des mêmes causes que les accidents analogues de la face. Les rétractions cicatricielles peuvent exiger des opérations ultérieures.

II. — Les blessures des organes profonds du cou résultent d'explosions par cartouches, de compressions dans des machines, de coups par des manivelles en mouvements, etc.; les gros vaisseaux et nerfs du cou, l'os hyoïde et le larynx sont les organes intéressés.

1. *Les lésions des gros vaisseaux* (carotide, jugulaire interne) sont rapidement mortelles, à moins que le médecin ne puisse intervenir sur-le-champ par la compression et la ligature. Dans 32 p. 100 des cas de ligature de la carotide, il a persisté des troubles du cerveau par insuffisance de la circulation et 8 p. 100 d'hémiplégie, paralysie de la face ou d'un membre, ou aphasie.

2. *Les fractures de l'os hyoïde* provoquent des douleurs par les mouvements de la langue et de la dysphagie, qui disparaissent totalement après un temps souvent assez long.

3. *Les coups brusques sur la trachée* peuvent amener la mort subite par choc ou commotion de cet organe ; parfois il y a des fractures qui expliquent plus nettement la mort. Thiem a observé un larynx détaché de ses connexions de voisinage et ayant provoqué des troubles de la déglutition, de la parole et de la respiration.

Les fractures du larynx provoquent des troubles graves de la respiration ; elles nécessitent la trachéotomie, et parfois la canule ne peut plus être enlevée à cause des rétrécissements consécutifs ; d'où, troubles de la phonation ; les blessés sont astreints à la surveillance du médecin et ils risquent même la mort, si la canule tout à coup ne peut être réintroduite. Il est évident que de pareilles situations méritent une indemnité élevée.

Estimation des lésions du cou.

	Incapacité de travail. p. 100
Enrouement (chuchotement)	8 1/3
Aphasie (impossibilité de parler).......	40 à 66
Asymbolie (impossibilité de parler, d'écrire et de lire).....................	75 à 100
Difficulté de la respiration consécutive au rétrécissement de la trachée........	33 à 42
Nécessité de porter une canule trachéale.	50

Kauffmann cite un cas de lésion des 9e, 10e et 11e paires nerveuses crâniennes, consécutive à une fracture de la base du crâne, chez un charpentier, et caractérisé par des difficultés de la déglutition, forçant à ne prendre qu'une nourriture liquide, enrouement, dyspnée, faiblesse et douleurs dans les épaules, qui fut indemnisé avec 3.000 fr. en capital (Suisse).

CHAPITRE VI

A. Commotion du thorax. — A la suite d'un coup ou d'un choc violent sur la poitrine, le blessé peut mourir brusquement, ou il peut rester longtemps sans connaissance, voire même en syncope; la guérison est rapide. Le poumon et le cœur peuvent être lésés.

B. Contusion du thorax. — I. — A un degré léger, il y a des contusions de la peau et des muscles qui guérissent en 1 à 3 semaines.

II. — A un degré plus intense, ce sont, outre les lésions précédentes, des fractures de côtes, avec lésions des poumons, du cœur, des gros vaisseaux, du diaphragme et de l'œsophage. Souvent la mort est la conséquence immédiate du traumatisme.

Si la guérison survient, elle a lieu en 1 à 4 semaines, ou bien, il persiste des maladies du poumon ou du cœur.

C. Fractures de la paroi thoracique. — I. — *Les fractures du sternum* sont les plus rares de toutes, mais se compliquent souvent de fractures de côtes ou de vertèbres, et de déchirure des organes thoraciques. Les cas simples guérissent, les cas compliqués se terminant souvent par la mort. Les complications de ces fractures, sont: la toux, des battements de cœur, de la dyspnée, de la suppuration du foyer de fracture.

II. — *Les fractures de côtes*, sont très fréquentes, peu graves quand elles sont simples ; elles guérissent en 5 à 12 semaines.

Chez les vieillards, atteints d'emphysème ou de catarrhe bronchique, la lésion est plus grave.

Les complications des fractures de côtes, sont : l'hémothorax avec suppuration possible ; la pleurésie, se résorbant souvent, mais pouvant aussi suppurer ; la pneumonie, parfois mortelle, et l'œdème du poumon, se terminant aussi souvent par la mort.

Les conséquences des fractures de côtes peuvent être des douleurs longtemps prolongées au niveau du foyer de fracture ; des fistules pleurales, nécessitant une opération consécutive, et amenant souvent, par rétraction du thorax, une déformation de la colonne vertébrale ; une carie (tuberculose) des côtes.

D. Les luxations des cotes se produisent aux extrémités antérieure et postérieure de ces os ; elles sont rares ; en arrière, elles se compliquent souvent de fractures des vertèbres. Guérison rapide, surtout en avant.

E. Plaies de la poitrine. — *Les brûlures* donnent lieu à des rétractions cicatricielles notables. Les plaies par instruments piquants ou coupants, ainsi que les coups de feu sont rares comme accidents du travail.

Les plaies contuses, malgré leur gravité, peuvent guérir très facilement.

J'ai vu un mineur qui eut la poitrine traversée de part en part par une barre de fer de deux centimètres de diamètre ; l'instrument ayant pénétré en avant entre la 6° et la 7° côte gauche en dehors du cœur, et étant sorti près de l'angle de l'omoplate en arrière, la blessure guérit en 5-6 semaines, après une pleurésie suppurée qui se tarit rapidement.

On cite bien d'autres exemples de ce genre.

L'infection de la plaie complique naturellement la situation.

Les plaies du poumon et du cœur sont rarement aussi des accidents du travail.

Les déchirures et ruptures du diaphragme s'observent à la suite d'une chute d'un lieu élevé ou à la suite d'un écrasement de voiture. D'ordinaire, il existe d'autres lésions qui entraînent la mort.

F. MALADIES DU CŒUR ET DU POUMON CONSÉCUTIVES AUX ACCIDENTS. — Il n'est plus permis actuellement de passer ces lésions sous silence et d'ignorer les relations qu'elles peuvent avoir avec les traumatismes accidentels. R. Stern surtout, d'après Kauffmann, s'est occupé de cette question.

I. — *Maladies du cœur.* — Parmi les lésions du cœur qui peuvent être la conséquence de contusion du thorax, même sans lésions appréciables des parties molles et du squelette, il faut distinguer les suivantes :

1. *Endocardites et lésions valvulaires.* — a) L'endocardite aiguë peut être d'origine infectieuse.

b) L'endocardite chronique, survient assez longtemps après un accident chez des individus n'ayant eu aucune lésion du cœur jusqu'alors, et se traduit par une lésion valvulaire, le plus souvent un rétrécissement mitral ou aortique.

c) La déchirure des valvules peut survenir aussi bien à la suite d'efforts que de contusions du thorax. La lésion ne peut être diagnostiquée que si, très peu de temps avant l'accident, on n'a pas constaté de lésion valvulaire ; elle se traduit par une douleur violente et brusque dans la région du cœur, une sensation de striction, des battements de cœur, de la dyspnée et un souffle très intense à l'auscultation. On a vu aussi souvent la guérison que la mort survenir à la suite de ces accidents. L'insuffisance aortique d'origine traumatique est surtout grave, en ce sens que la compensation ne s'établit pas assez tôt.

2. *Lésions du muscle cardiaque.* — La dilatation de l'une ou l'autre cavité du cœur, avec pouls faible, irrégulier, peut, avec d'autres signes de lésion du cœur, survenir à la suite de contusions graves du thorax.

3. *Troubles nerveux du cœur.* — On les observe fréquemment dans les névroses traumatiques. Le signe essentiel est la fréquence persistante du pouls qui doit être établie par des examens longtemps et fréquemment répétés. Il n'existe pas d'autres symptômes de lésions du cœur.

4. *Péricardite.* Rare dans les traumatismes du thorax ; comme conséquence, il se produit des végétations dans le péricarde qui gênent les mouvements du cœur et provoquent des douleurs dans la région précordiale.

5. *Aggravation des maladies de cœur par les accidents.*

a) L'émotion provoquée par l'accident et ses suites peut aggraver une maladie de cœur, ou même amener la mort subite.

b) Une aggravation à la suite de contusion du thorax est facile à comprendre, le muscle malade réagissant moins bien que le muscle sain.

c) **Un effort** peut, sur un cœur malade, occasionner, et plus facilement encore, les mêmes lésions que sur un cœur sain ; tel une dilatation aiguë. Celle-ci rétrocédera rapidement quand le cœur est normal, tandis qu'elle amènera des troubles graves persistants, quand le cœur est déjà malade, et provoquera l'incapacité de travail.¦ L'effort est nécessaire pour donner droit à une indemnité, tandis que si les troubles cardiaques surviennent pendant le travail habituel, il n'en est plus de même.

Les *anévrysmes de l'aorte thoracique* ont été observés après des contusions graves du thorax ; les premiers signes apparaissent plusieurs semaines, ou plusieurs mois après le traumatisme. A la suite d'un effort, l'anévrysme peut se produire sur une aorte athéromateuse ; la relation entre la cause et l'effet est établie par l'existence de douleurs violentes, qui persistent ou surviennent à certains moments dans la région où l'anévrysme s'est développé.

II. — Maladies du poumon. — Le seul signe certain d'une lésion pulmonaire est le crachement de sang immédiatement après l'accident. Il manque quand le sang se répand dans la plèvre, ou si des caillots se formant rapidement viennent tarir la source de l'hémorrhagie. De petites quantités de sang expulsées ne prouvent rien en faveur de la bénignité de la lésion.

Les plaies du poumon guérissent d'ordinaire facilement.

Il peut cependant survenir des *infections secondaires*, les produits d'infection se trouvant dans le sang ou dans les bronches, et le sang constituant un milieu de culture excellent. Comme conséquences de pareilles infections, on observe: des pneumonies, des abcès et des gangrènes pulmonaires, enfin la tuberculose.

1. — *Pneumonie traumatique.* — Elle est relativement fréquente à la suite des traumatismes du thorax, mais ne présente pas un tableau clinique spécial; il peut survenir: *a*) la pneumonie fibrineuse typique, *b*) une pneumonie, avec symptômes généraux peu accentués, quand le poumon est infiltré par une masse de sang étendue, *c*) de petits foyers de pneumonie lobalaire, et de broncho-pneumonie. D'après Birch-Hirschfeld et Stern, il faut que la pneumonie se déclare du 1er au 4e jour après l'accident pour pouvoir être attribuable à celui-ci.

La déchirure du poumon ne se trouve pas toujours au point correspondant du thorax où a porté le coup, mais parfois dans la région opposée ; on ne peut donc invoquer la localisation de l'inflammation comme preuve de sa relation avec le traumatisme.

Comme la pneumonie survient le plus souvent brusquement chez des individus bien portants, il faut des circonstances bien spéciales, telles que chute dans l'eau, changement brusque de température, etc., pour que le traumatisme puisse être invoqué comme cause. Une pneumonie survenant pendant le travail habituel, ne sera pas regardée comme pneumonie traumatique.

Les contusions du thorax avec ou sans lésion de la paroi et des poumons, doivent figurer à l'étiologie de la pneumonie. La pneumonie traumatique est l'implantation du pneumocoque dans le tissu pulmonaire, sous l'influence d'une action mécanique.

Cette action mécanique agit : soit en permettant au bacille spécifique de pénétrer directement des bronchioles dans le parenchyme pulmonaire rupturé, soit en modi-

fiant par action nerveuse réflexe la résistance du poumon
à l'infection.

Les lésions anatomo-pathologiques et les symptômes
cliniques de la pneumonie par contusion sont en tout
comparables à ceux de l'hépatisation lobaire commune;
la cause occasionnelle seule est différente. Toutes les
complications pulmonaires et pleurales, mécaniques ou
inflammatoires, développées elles aussi sous l'influence
du traumatisme, sont fréquentes, et modifient souvent
l'évolution normale de cette affection.

Le pronostic loin d'être toujours favorable, puisqu'aux
lésions inflammatoires s'ajoutent souvent des lésions
d'origine mécanique, peut devenir très sombre, s'il
s'adresse à des malades chez lesquels le traumatisme a
réveillé une diathèse latente.

Le traitement restera subordonné à la marche clinique
de l'inflammation, et à l'état général du blessé.

Au point de vue médico-légal : la pneumonie consécutive à une violence exercée sur le thorax, étant une
complication possible du traumatisme, est imputable à
la personne déjà responsable de l'accident.

Cette responsabilité peut être atténuée, s'il est prouvé
que l'état général du blessé (rendu mauvais par le sur-
menage, l'alcoolisme ou une cachexie quelconque), a
favorisé l'éclosion de l'hépatisation.

Dans une autopsie judiciaire, en l'absence de commé-
moratifs : une fracture de côte, une ecchymose cutanée
ou pleurale, de la pleurite récente ou localisée au point
contus, coïncidant avec l'hépatisation du lobe pulmonaire situé en regard de ces lésions, sont des signes qui
nous permettent d'affirmer la présence d'une pneumonie
traumatique. (Urmès. De la pneumonie traumatique.
Thèse de Nancy, 23 mars 1901.)

2. *Gangrène pulmonaire*, rare après une contusion du thorax. Au bout de 1 à 2 semaines, apparaissent les signes caractéristiques. On a vu, 6 mois après le traumatisme, se manifester les signes de l'infection putride dans un foyer hémorrhagique consécutif à une déchirure du poumon.

3. *Tuberculose pulmonaire d'origine traumatique.* — Nous en avons déjà parlé dans la première partie de ce travail, au chapitre: *Maladies dites traumatiques, autrement dit, survenant à la suite d'un accident, et maladies préexistantes au traumatisme et aggravées par lui.*

4. *Pleurésie traumatique.* — Elle suit la marche, et a la terminaison de la pleurésie ordinaire. Quant à la capacité de travail consécutive que les malades peuvent de nouveau récupérer, on peut voir, d'après Düm, que, sur 5.910 pleurésies aiguës et chroniques observées dans l'armée allemande de 1889 à 1892, 69 p. 100 purent de nouveau reprendre complètement leur service. Dans l'armée autrichienne, sur 4.225 cas, ce furent 48.2 p. 100 qui guérirent totalement.

CHAPITRE VII

A. Lésions de l'abdomen.

I. — Lésions des parois abdominales. — *La contusion et la déchirure* (rupture) des muscles abdominaux proviennent de causes directes ou d'efforts. C'est, le plus souvent, d'après Kauffmann, la partie sous-ombilicale des muscles droits qui se déchire ; 4 à 6 semaines de guérison. Il peut en résulter des douleurs locales pendant le travail et l'impossibilité de soulever et porter des charges lourdes.

Les perforations des parois sans lésion des organes abdominaux sont souvent compliquées de hernies épiploïques. Elles guérissent en 2 à 8 semaines, sans dommage, à condition que la cicatrice reste solide ; sinon, il peut se faire une hernie abdominale.

II. — Lésions de l'estomac. — *Les plaies par instruments pointus et coupants* exigent une opération immédiate ; 2 à 3 mois de guérison.

Dans la pratique des accidents, on rencontre surtout des lésions occasionnées par des *objets contondants*. D'après Rehn, les contusions légères n'intéressent que la paroi antérieure, tandis que les contusions plus fortes, en appliquant l'estomac contre la colonne vertébrale, déterminent des lésions diverses, étant donné que l'estomac n'est pas seulement lésé directement, mais peut encore être rupturé; on peut observer des plaies de la muqueuse, de la musculeuse et enfin des plaies perforantes. Dans tous les cas, le contenu de l'estomac peut provoquer de l'infection. Une intervention immédiate est, la plupart du temps, la seule planche de salut ; mais elle n'est guère possible qu'à l'hôpital.

Des tumeurs de l'estomac peuvent survenir à la suite de *traumatismes de cet organe*. Selon Ebstein, les tumeurs seraient d'origine traumatique dans 3,8 p. 100 des cas, et se manifestent bientôt par des vomissements et par des hématémèses. Il est évident que la relation entre la cause et l'effet devra être strictement établie.

III. Lésions de l'intestin. — Ce que nous venons de dire de l'estomac peut s'appliquer aussi à l'intestin.

Ce sont les *contusions* et les *plaies contuses* que l'on trouve le plus souvent comme accident du travail. L'intervention immédiate permet seule d'obtenir la guérison.

IV. — Lésions du foie et de la rate. — Abstraction faite des contusions légères, il s'agit presque toujours de blessures graves et de déchirures que la chirurgie moderne arrive à combattre victorieusement.

Estimation du dommage. — Douleurs dans la paroi abdominale, et impossibilité, à la suite de contusion ou de déchirure des muscles abdominaux, de porter des charges lourdes, 25 à 63 2/3 p. 100 d'incapacité de travail.

Une plaie perforante de l'abdomen guérie, chez une servante de 22 ans, fut indemnisée, après un an et demi à 50 p. 100 à cause de douleurs persistantes et de la nécessité du port d'un bandage qui ne permettait que des travaux légers.

B. Indemnités dues aux hernies.

I. — Remarques préliminaires sur l'étiologie et la fréquence des hernies et leurs variétés. — La plupart des hernies qui doivent être indemnisées, sont des hernies inguinales, plus rarement des hernies crurales, ombilicales, ou épigastriques.

Les hernies inguinales qui se produisent à travers la fossette inguinale, sont souvent rapportées par ceux qui en sont porteurs, à une cause déterminée, telle que : toux, éternuements, efforts de défécation, etc., et surtout aux efforts pendant le travail ; mais dans ce dernier cas, il ne s'agit pas, en général, de la formation de la hernie, mais plutôt, soit de l'augmentation de volume d'une hernie persistante, mais petite, ou du remplissage d'un sac déjà formé. Un sac vide, aussi bien qu'une petite hernie peuvent exister longtemps sans inconvénients ; et peuvent n'être que difficilement, sinon pas du tout, constatés par le médecin.

Un grand nombre de chirurgiens modernes admettent qu'une hernie survenue brusquement ne peut s'être produite que dans un sac préexistant ; les avis sont un peu plus partagés lorsqu'il s'agit des hernies interstitielles qui paraissent pouvoir survenir en dehors d'un sac préformé.

Toutefois, un effort seul (glissade, toux, éternuement, défécation) ne suffit pas pour produire la hernie ; la cause essentielle, fondamentale, réside dans l'altération de la paroi musculo-aponévrotique de l'abdomen, laquelle ne présente plus sa résistance régulière. L'effort ne fait que constater et sanctionner l'altération de la paroi abdominale. Cette altération provient d'une cause lente et durable, parfois héréditaire, parfois constitutionnelle, parfois endémique, parfois consécutive à une maladie, à des privations, aux progrès de l'âge ; c'est une cause lente, durable, étrangère au travail professionnel (Guermonprez).

La constatation de la présence d'une hernie, surtout quand le sac est vide, se fait d'après les signes suivants : élargissement de l'anneau inguinal externe, du canal inguinal et de l'anneau interne, et diminution de résistance de la paroi antérieure du canal. Ces signes peuvent exister en tout ou en partie.

Quant à *la cure radicale* des hernies, elle semble préserver d'une façon à peu près absolue de toute récidive.

II. — FIXATION DE L'INDEMNITÉ. — Une hernie donne droit à une indemnité, lorsqu'elle survient brusquement, avec des douleurs violentes, sous l'influence d'un effort exagéré, et plus violent qu'il ne sied pour le travail habituel, chez un individu jusqu'alors indemne de hernie.

Il ne suffit pas d'une simple disposition à la hernie, mais, bien que celle-ci soit effectivement constatée, pour donner droit à l'indemnité, c'est-à-dire, que l'intestin soit sorti dans le canal inguinal. Soit qu'il s'agisse d'un individu jusque-là indemne, soit que celui-ci n'ait déjà avant l'accident porté un bandage, il n'en est pas moins vrai qu'à partir de ce moment sa force de résistance au travail et à l'effort sera diminuée.

Mais le dommage que cause la hernie à l'ouvrier n'est indemnisable que pour la part qui est survenue au moment de l'accident. Il s'agit donc de savoir si, une hernie survenue chez un individu non prédisposé peut constituer, par définition, un accident du travail, ou bien s'il faut la ranger dans la catégorie des possibilités pathologiques.

En Allemagne, on admet comme *ayant droit à l'in-demnité* les cas suivants, considérés alors comme accidents du travail :

Les hernies survenues à la suite d'une contusion directe de la région inguinale, d'une chute ou d'un glissement en soulevant ou déplaçant de lourdes charges ; celles qui résultent d'efforts extraordinaires, faits, mais exceptionnellement, pendant le travail habituel, et dépassant les limites de celui-ci.

Seules ont droit à l'indemnité, les hernies survenues brusquement et accompagnées d'une vive douleur ; les hernies doubles surviennent rarement brusquement. La douleur occasionnée par une hernie produite dans ces conditions, nécessite l'interruption immédiate du travail et l'intervention rapide du médecin.

Que si la preuve de ces circonstances n'est pas faite, il faut admettre que le travail pendant lequel la hernie est apparue, n'a été que l'occasion et non la cause de sa production, et ne doit être regardée que comme une cause pour sa découverte et non pour son étiologie.

Le médecin doit être appelé immédiatement après l'accident ; si ses secours ne sont réclamés que le lendemain, on peut admettre qu'il ne s'agit pas d'une hernie donnant droit à l'indemnité, et de plus, il sera à peu près impossible, à partir de ce moment, de se prononcer sur la provenance de la hernie.

D'après Kries, la hernie ne doit pas être considérée comme accident du travail, dans les conditions suivantes :

1) Quand l'assuré prétend que l'accident lui a donné une hernie double, ce cas étant extrêmement rare.

2) Quand chez un individu déjà porteur d'une hernie, on ne peut faire la preuve, du côté sain, d'une prédispo-

sition à la hernie, ou de la provenance accidentelle de la seconde hernie.

3) Quand il existe une ectopie testiculaire (Kauffmann), outre la hernie inguinale.

De plus, on admet généralement qu'une hernie survenue brusquement, par suite d'un accident, donne lieu à des phénomènes d'étranglement.

Il s'agit apparemment d'une hernie ancienne dans les conditions suivantes :

1) Lorsqu'il est prouvé par des examens antérieurs (conseil de révision, examen au moment de l'engagement de l'ouvrier, etc.), que déjà la hernie existait autrefois.

2) Un bandage était porté antérieurement ; on en voit les traces.

3) Le volume de la hernie ; quand celui-ci dépasse le volume d'un citron, la hernie n'est sûrement pas récente.

4) L'irréductibilité de la hernie, à condition qu'il n'y ait pas d'étranglement sur une hernie récente.

5) Une disposition particulière du canal inguinal ; un canal large, court, et à parcours direct, est en faveur d'une hernie ancienne.

Seul, l'examen du médecin pratiqué peu de temps avant l'accident, permet de conclure qu'une hernie est récente.

Des présomptions en faveur de l'ancienneté de la hernie, se tirent des conditions suivantes :

1) L'ouvrier, depuis plusieurs années, exécute habilement un travail pénible.

2) L'âge avancé du plaignant.

3) La plainte de trouver trop pénible le travail imposé ; on en concluera que déjà, avant l'accident, il ressentait les inconvénients de la hernie.

Les hernies accidentelles sont donc très rares, car, sur 100 hernies déclarées par les ouvriers industriels assurés aux sociétés autrichiennes et allemandes, 7,5 seulement en moyenne, sont reconnues comme hernies dites *accidentelles*, tandis que l'immense majorité, 92,5 p. 100 de ces hernies sont reconnues comme hernies dites de *maladie*.

Pour faciliter à ses médecins la recherche des hernies accidentelles, la Société d'assurance *La Winterthur*, pose aux médecins les questions suivantes:

a) S'agit-il d'un véritable événement accidentel, de l'action violente d'une force mécanique extérieure sur les muscles abdominaux, ou d'une chute faite par l'individu en *soulevant* ou en *jetant* de lourds fardeaux ou objets ?

b) Y a-t-il eu un effort corporel extraordinaire ?

c) La personne atteinte de la hernie souffrait-elle de douleurs vives, presque insupportables, de suite après l'apparition de la hernie?

d) A-t-elle continué à travailler et pendant combien de temps ?

e) Quand avez-vous été consulté pour la première fois ?

f) Quelle était la nature de l'orifice herniaire et du canal inguinal, lors du premier examen du malade?

g) Existait-il une prédisposition avant l'apparition de la hernie ?

h) Quelle était la grosseur de la hernie au premier examen ?

i) La hernie était-elle facilement réductible dans la position horizontale et dans la station debout?

k) Existe-t-il une disposition herniaire du côté sain ?

l) La hernie peut-elle être guérie par une cure radicale?

m) Avez-vous d'autres observations à présenter?

Ce questionnaire et les réponses qui y seront données, facilitera de constater s'il s'agit d'une hernie récente, accidentelle ou d'une hernie constitutionnelle, ancienne.

III. — CHIFFRES DE L'ESTIMATION. — Il est convenu qu'un individu atteint de hernie, même quand celle-ci est bien maintenue avec un bandage, n'est plus en état de fournir un travail aussi pénible que celui qui en est exempt ; sa capacité est donc diminuée.

Comme les femmes se livrent rarement à un travail de force, l'existence d'une hernie chez elles diminuera rarement aussi leur capacité de travail.

L'incapacité de travail occasionnée par l'existence d'une hernie de force, consécutive à un accident, dans la grande majorité des cas, diminue de 100 p. 100 seulement la capacité de travail de l'individu ; un taux supérieur n'est applicable que dans des cas tout à fait exceptionnels. Mais, il faut distinguer entre une hernie simple et une hernie double.

Hernie inguinale simple. — La grande majorité de ces hernies quel que soit l'âge et l'occupation du hernieux, provoque, en moyenne, une incapacité de travail partielle permanente évaluée à.............. 10 p. 100

Quand un travail pénible ne peut plus être exécuté, on admet........ .... 15 —

Quand il existe des complications, telles que douleurs, coliques, nécessité d'un régime spécial de nourriture, l'incapacité a été évaluée jusqu'à............................. 25 —

Chez un ouvrier chez lequel le bandage glissait sans cesse et ne pouvait être maintenu en place............................,..... 30 —

Dans des cas, où la sortie de la hernie nécessitait des soins spéciaux, un repos assez prolongé, et où cette issue se produisait par le moindre effort, on est allé jusqu'à.......... 50 —

Hernie inguinale double. — Cette affection n'est, pour

ainsi dire, presque jamais la conséquence d'un accident ;
si les hernies simples ne sont accidentelles que dans
une proportion de 7 1/2 p. 100, la hernie double n'est
accidentelle que dans la proportion de 1 à 2 p. 100 environ. L'incapacité partielle permanente, même pour une
hernie inguinale double a été évaluée de .   10 à 15 p. 100
15 p. 100 est le chiffre normal.

Si le travail est plus difficile, on va jusqu'à   20   —

Quand l'indemnité a dû être majorée à cause de douleurs, de frottements du bandage, etc., elle sera de
nouveau diminuée sitôt que l'intéressé se sera habitué au
port du bandage.

La rente sera augmentée, quand le bandage occasionne
une inflammation, et que celle-ci est déclarée en temps ·
voulu ; de même quand, malgré le port d'un bon bandage,
la hernie augmente brusquement à la suite d'un nouvel
accident, et que l'ouvrier, par ce fait, voit encore sa capacité de travail diminuée.

Les hernies *crurales* et *ombilicales* et les éventrations
seront évaluées comme les hernies inguinales et dans les
mêmes conditions.

IV. — Etranglement herniaire. — L'étranglement
peut s'observer aussi bien sur des hernies indemnisées que
sur celles qui ne le sont pas encore.

On sait que, en cas d'étranglement, on a d'autant
plus de chances de guérison, que l'intervention est pratiquée plus tôt ; la guérison qui exige de 4 à 6 semaines,
est, après cela, radicale.

Quand la hernie n'a pas encore été indemnisée, les
suites résultant de l'étranglement, ainsi que les cas de
mort consécutifs, doivent être indemnisés, à condition

que ce soit un accident de travail ou un effort exagéré qui auront été la cause de l'étranglement.

Quand il s'agit d'une hernie déjà indemnisée, si, même après le port d'un bon bandage et dans les conditions exigées, l'étranglement survient par accident ou à la suite d'efforts exagérés, les conséquences donnent droit à une indemnité. Mais si le porteur de la hernie, au moment où l'étranglement s'est produit, ne portait pas son bandage, il n'a droit à aucune indemnité.

L'opération de la hernie étranglée, bien exécutée et dans un temps suffisamment rapproché du début des accidents, donne rarement lieu à une issue fatale ; ajoutez à cela que la cure radicale qui peut être exécutée par la même occasion, met l'ouvrier dans de bien meilleures conditions qu'auparavant.

V. — HERNIES CRURALES, OMBILICALES ET VENTRALES.— Elles sont relativement plus rares que les hernies inguinales, mais la quote d'évaluation est la même que pour ces dernières.

Les hernies ombilicales surviennent surtout chez des personnes grasses, ayant une toux persistante ; elles sont difficilement maintenues par les bandages ; partant, elles ne permettent qu'un travail relativement facile ; aussi l'indemnité de 50 p. 100 ne paraît-elle pas exagérée. La cure radicale donne de bons résultats dans la hernie ombilicale, mais elle est plus dangereuse que dans les autres formes de hernies.

La hernie ventrale se produit surtout sur la ligne blanche, au-dessus de l'ombilic ; plus rarement encore que les précédentes, elle sera la conséquence d'un traumatisme direct ou indirect.

La preuve de la nature accidentelle de ces différentes hernies devra se faire comme pour les hernies inguinales.

Incapacité résultant de la présence des hernies. — Hernie ventrale survenue au niveau de la cicatrice d'une laparotomie................... 25 p. 100
 Hernie ombilicale................... 16 à 50 —
 Hernie épigastrique................. 25 —
 Hernies inguinale et crurale......... 8 à 12 —

CHAPITRE VIII

Lésions des organes génitaux-urinaires

I. — Lésions des reins. — Elles résultent d'efforts, ou de lésions directes par coups, contusions au niveau de la région rénale, ou encore de chutes d'une certaine hauteur, etc.

On a signalé une *commotion des reins* et une *néphrite traumatique* caractérisées, peu d'heures après l'accident, par de l'hématurie et de l'albuminurie avec nombreux cylindres ; tout cela peut disparaître en quelques jours, ou bien amener rapidement la mort par urémie.

La déchirure du rein est plus fréquente, et occasionnée par la compression du rein contre la colonne vertébrale. Les cas légers guérissent en quelques jours ; les cas graves doivent être opérés par l'ablation du rein ; 4 à 10 semaines sont alors nécessaires pour la guérison.

A la suite de pareils traumatismes, on voit aussi survenir l'*hydronéphrose* et *le rein flottant ;* ce dernier peut être contenu par un bandage, ou bien une opération devient nécessaire.

II. — Lésions de la vessie. — On a observé des déchirures par action directe, et aussi par effort en soulevant une lourde charge ; les progrès de la chirurgie moderne permettent de guérir au moins 1/3 de ces cas.

III. — Les déchirures de l'urètre chez l'homme sont consécutives à des chutes sur le périnée ou à des fractures du bassin.

Les cas bénins peuvent guérir totalement en 6 à 12 semaines, ou bien il persiste un rétrécissement traumatique de l'urètre, qui peut être guéri par une opération, mais qui néanmoins nécessite de temps en temps une intervention chirurgicale.

IV. — Les lésions du pénis ont été observées à la suite du passage d'une roue de voiture ; ce sont ou des contusions (2 à 4 semaines de guérison) ou des plaies contuses plus ou moins étendues (3 à 8 semaines de guérison).

L'arrachement du pénis peut être produit par des courroies de transmission qui arrachent le pantalon dans les plis duquel l'organe a été pris, et mutilé par traction ou torsion. Ces lésions d'habitude ne sont pas mortelles (2 à 3 mois de guérison). Les déviations cicatricielles de l'organe peuvent nécessiter des interventions chirurgicales.

La perte du pénis doit être indemnisée comme celle des testicules ; il en est de même des troubles fonctionnels de l'organe consécutifs à des traumatismes.

V. — Au scrotum, de même qu'au pénis, les mêmes causes peuvent amener des contusions, des plaies contuses, des arrachements de la peau, et de tout le scrotum, y compris les testicules, avec une durée de guérison aussi longue que pour le pénis.

Les coups, heurts et chutes peuvent amener des *lésions des testicules et du scrotum*.

On a vu une contusion des testicules provoquer la mort

subite par commotion ; si le cas est bénin, il guérit en 2 semaines.

L'hématome du scrotum, consécutif à une contusion, guérit en 3 semaines, ou à la suite d'une ponction, à condition qu'il n'y ait pas eu de maladie antérieure.

La contusion d'une hydrocèle nécessite d'habitude une intervention qui amène la guérison en 4 à 6 semaines.

Il en est de même de l'hématocèle spontané ou consécutif à un effort.

Il est rare qu'on observe de la suppuration des testicules et de leur voisinage, à la suite de contusions.

Nous avons déjà parlé, dans le chapitre précédent, de la tuberculose testiculaire et de ses rapports avec le traumatisme.

La perte d'un testicule, quand le congénère est encore sain, n'a pas grande conséquence. Même la perte des deux testicules n'entraîne pas une incapacité de travail. Cependant chez les individus qui sont encore en pleine période génitale, la perte de la capacité génitale peut entraîner une diminution d'énergie et d'entrain, qui exerce une influence défavorable sur l'exécution du travail professionnel.

L'hydrocèle, le *spermotocèle* et le *varicocèle* seront reconnus comme étant d'origine accidentelle, quand : 1º à cause de douleurs violentes consécutives à l'accident le travail doit être interrompu et des secours médicaux demandés ; 2º une tumeur s'est montrée immédiatement après l'accident.

VI. Organes génitaux de la femme. — Il peut survenir des déchirures de l'urètre et du vagin, à la suite de chute sur un corps pointu ou d'un coup de corne ; il en est de même du vagin, du périnée et de l'intestin. Un accident peut amener un avortement chez une femme enceinte, ou provoquer et aggraver une proscidence de la matrice.

Incapacité de travail.

	p. 100
Impossibilité ou difficulté de retenir l'urine...............................	16 2/3
Perte du pénis......................	8 1/3
Perte des testicules..................	16 2/3
Fistule anormalement placée, laissant écouler l'urine, amenant une impossibilité de marcher beaucoup et longtemps, et de soulever de lourdes charges......	50
Augmentation de volume d'un testicule; épaisissement du cordon provoquant des douleurs........................	16 2/3
Hydrocèle...........................	10 à 16
Varicocèle..........................	16 2/3

CHAPITRE IX

Lésions de la nuque, du dos, de la colonne vertébrale et de la moelle épinière.

A. LES CONTUSIONS ET PLAIES CONTUSES DE LA NUQUE proviennent de chutes, ou de chocs de corps lourds quand le blessé travaille la tête penchée en avant ; à cause de l'intensité des douleurs, les mouvements de la tête sont longtemps impossibles, et même encore difficiles après la guérison ; elles exigent 3 à 10 semaines pour guérir.

B. LES LÉSIONS DES PARTIES MOLLES DU DOS, tels qu'arrachements et déchirures musculaires, sont produites alors que, pendant le port de charges sur le dos ou sur les épaules, il arrive un choc brusque, un faux pas ou une chute, et plus souvent encore en soutenant une charge. La guérison est souvent longue à venir à cause de douleurs persistantes et de gênes de fonctionnement (3 à 6 semaines).

Ces lésions sont surtout fréquentes dans la région lombaire et peuvent être confondues avec un *lombago,* ou rhumatisme musculaire, qui peut survenir brusquement pour des causes diverses, et même pendant le travail.

Aussi faut-il être très prudent avant d'insérer le diagnostic de lombago accidentel sur le certificat de maladies, car la plupart du temps, il s'agit de prétexte à ne pas travailler ou de tromperies. D'autre part, la douleur dans la région lombaire pourrait être occasionnée, outre le rhumatisme, par l'alcoolisme chronique, par une tuberculose ou une métastase cancéreuse de la colonne vertébrale lombaire, ou encore par une maladie des reins.

L'origine traumatique du lombago est, en somme, très rare, quoiqu'on l'observe journellement. Page le croit fréquent après les collisions de chemins de fer, à la suite des efforts instinctifs brusques que l'on fait, au moment du choc, pour maintenir la rigidité de la colonne vertébrale.

Les contusions et plaies contuses du dos exigent d'ordinaire un séjour au lit, et 1 à 3 semaines pour la guérison.

C. Lésions de la colonne vertébrale. — *L'entorse* des articulations vertébrales peut survenir au cou et dans la région lombaire à la suite des mêmes causes que les fractures ; fréquente après les collisions de chemins de fer, plus ou moins étendue, elle peut être *légère*, sans participation de la moelle épinière, et est caractérisée par des douleurs vives à chaque mouvement, une raideur des parties lésées et une impossibilité de la marche, qui peuvent durer assez longtemps et empêcher un travail pénible (1 à 4 mois de guérison) ; elle peut être *grave* avec phénomènes de compression de la moelle par des exsudats sanguins ; il en résulte des paralysies incomplètes qui disparaissent après quelques semaines ; les douleurs peuvent persister pendant des mois et des années.

Les fractures peuvent porter sur les apophyses, sur les arcs ou sur les corps des vertèbres. Au cou, il y a souvent des luxations concomittantes. Les fractures peuvent être de cause indirecte par courbure exagérée de la colonne vertébrale, ou directe, par choc ou écrasement ; les deux mécanismes peuvent se combiner. Leur signification dépend avant tout de l'intensité des lésions de la moelle épinière.

Nombre de cas de fractures des vertèbres se terminent par la mort, soit immédiatement, soit peu de temps après l'accident. Plus tard, la mort survient à la suite de complications. La durée du traitement varie de plusieurs mois à un an et davantage. L'incapacité de travail résulte de raideur et de courbure anormale de la colonne vertébrale, de douleurs localisées et irradiées, de paralysies et d'état irritatifs anormaux.

La luxation des vertèbres est rare, et s'observe surtout à la région cervicale ; la gravité en dépend des lésions de la moelle. Beaucoup de cas sont mortels, soit immédiatement, soit peu de temps après l'accident, par rupture de la moelle. Dans d'autres cas, la réduction est possible et la guérison s'en suit.

D. Lésions des méninges rachidiennes et de la moelle épinière. — 1. -- *a*) Ce n'est que par la pratique des accidents du travail, qu'on a appris à connaître la *méningocèle traumatique* spinale ; elle se présente à la suite d'une lésion du dos, sous forme de tumeur kystique siégeant dans les régions lombaire ou sacrée, communiquant avec l'espace subdural, et contenant du liquide cérébro-spinal. Le traitement peut amener une guérison durable. Le diagnostic se fait, grâce à l'étiologie, le siège, la fluctuation (saillie provoquée par la toux et diminution par la pression ; mais ces signes peuvent manquer), la ponction. Le traitement, pour les petites tumeurs, consiste en la compression ; pour les grosses, on fait une ponction préalable.

b) L'hémorrhagie intra-méningée a lieu à la suite d'une chute sur le dos et dans certains cas de luxations ; les lésions vasculaires ne jouent aucun rôle. Immédiatement après l'accident, il survient des douleurs localisées, des phénomènes d'irritation sensitive et motrice, puis, de la parésie de la vessie, du rectum et des extrémités inférieures. Une guérison rapide et complète plaide en faveur d'une hémorrhagie et contre une lésion de la moelle.

II. **Lésions de la moelle.** — *a) La commotion* de la moelle se traduit par des troubles de la sensibilité et de la mobilité aux extrémités, de la faiblesse ou de la paralysie de grouppes musculaires isolés ou de segments de membres, des sensations anormales, telles que : douleurs, insensibilité des téguments, etc. Ces symptômes apparaissent immédiatement après l'accident et, ou bien, conduisent rapidement à la mort, ou guérissent lentement, avec des suites persistantes.

b) La compression et la contusion de la moelle se révélent par des paralysies, des altérations des réflexes et des vaso-moteurs (sueurs anormales, priapisme, et températures élevées anormales). Les complications consistent en : *a) cystite suppurée* amenant d'ordinaire la mort par urémie ; *b) le décubitus aigu* provoquant la septicémie ou l'érysipèle ; *c) des complications* opiniâtres avec leurs conséquences ; *d) des lésions graves du poumon et du cerveau* (œdème pulmonaire, pneumonie, méningite).

Les lésions médicales d'origine traumatique de la moelle les plus fréquentes, et dont nous avons parlé dans le premier chapitre de ce travail, sont : *le tabès traumatique,* les *scléroses multiples*, et la *syringomyélie*.

Il existe une *lésion médullaire* siégeant au niveau de la région dorsale, et survenant chez les ouvriers qui travaillent dans des *caissons d'air comprimé*. Sous l'influence de la décompression brusque, quand l'ouvrier quitte trop rapidement le caisson, une partie du gaz dissous dans le sang devient libre, et bouche les vaisseaux sous forme d'embolies. Ce mécanisme est surtout fréquent au niveau de la moelle dorsale, survient en quelques instants, se traduit par une parésie des membres inférieurs, mais guérit le plus souvent totalement.

E. Appréciation des lésions de la colonne vertébrale et de la moelle. — Tant qu'il existe des signes objectifs de ces lésions, l'appréciation n'en est pas trop difficile ; c'est ainsi qu'on prendra en considération les altérations de forme de la colonne vertébrale, les consé-quences d'une lésion de la moelle (faiblesse ou paralysie des membres et de la vessie, troubles d'incoordination, marche anormale, troubles de la sensibilité, insensibilité de la plante des pieds, douleurs locales, douleurs de la nuque, douleurs fulgurantes dans les membres, état anormal des réflexes, crampes intermittentes, etc.)

Le mieux est de noter exactement la marche de ces troubles, puis de mesurer la capacité fonctionnelle restante du blessé.

L'appréciation définitive ne pourra guère se faire avant une année et davantage.

La plus grosse difficulté réside dans l'appréciation des douleurs en l'absence de toute altération objective ; les blessés se plaignent le plus souvent de douleurs dans les régions dorsales et sacrées.

Il est bon d'observer le blessé dans les actes ordinaires de la vie, comme de s'habiller et se déshabiller. En cas de doute il vaut mieux être indulgent au blessé, car il ne faut pas oublier que ces douleurs peuvent durer plusieurs années. Malheureusement la radiographie ne pourra pas toujours, en pareils cas, donner des renseignements précis sur l'état des parties lésées.

L'incapacité de travail donne les résultats suivants :

p. 100

Limitation des mouvements de la colonne vertébrale, suivant le degré, variant de......................	8 1/3 à 50
Lésions de la musculature du dos de.	8 1/3 à 50
Lésions de la moelle, variant de....	41 2/3 à 100

CHAPITRE X

Lésions du membre supérieur.

A. Lésions de l'épaule. — I. *Lésions de la clavicule.*

I. Les fractures peuvent être uni ou bi-latérales, et guérissent en 5 à 10 semaines ; on voit parfois, comme complications, des déchirures de la peau par les fragments, et des lésions des nerfs et des vaisseaux.

Comme conséquences, on peut observer : un chevauchement des fragments avec hypertrophie du col qui diminue à la longue, mais parfois comprime des filets nerveux ; un raccourcissement de l'os, une pseudarthrose qui peut, ou non, compromettre la fonction du membre ; une atrophie du muscle deltoïde par inactivité du membre.

2. La luxation de la clavicule peut se produire à chacune de ses extrémités, par déchirure des ligaments ; la guérison complète ne peut s'effectuer qu'après suture de ces ligaments.

II. *Lésions de l'omoplate.* — I. Les fractures de l'omoplate et de son épine guérissent en 6 à 8 semaines sans troubles fonctionnels. Il peut se faire cependant qu'un col ou une pseudarthrose, empêchent l'élévation de l'épaule, et par lésion du nerf sus-scapulaire donnent lieu à une subluxation du bras.

2. La fracture de l'acromion guérit le plus souvent par cal fibreux et ne gêne pas forcément l'usage du bras.

3. La fracture du col de l'omoplate, guérit en 6 à 12 semaines, mais se complique souvent de lésion du nerf axillaire avec paralysie du deltoïde.

Les troubles fonctionnels consistent souvent en raideurs de l'épaule.

III. *Lésions de l'articulation scapulo-humérale.* — 1. La contusion de l'épaule provoque, au début, de notables troubles fonctionnels qui disparaissent rapidement.

2. Dans l'entorse de l'épaule, on trouve le plus souvent du gonflement, puis de la sensibilité de la partie antérieure de la capsule articulaire, en même temps qu'un épanchement de sang dans l'articulation. Le traitement par le massage et la gymnastique amène la guérison en 1 à 2 mois.

3. Les luxations de l'épaule, réduites sitôt que diagnostiquées, guérissent en 4 à 8 semaines, sans troubles fonctionnels.

Comme *complications*, on y voit : *a)* la fracture du grand trochanter qui rend plus difficile la réduction ; *b)* la fracture de la tête humérale au niveau du col anatomique ou chirurgical (guérison en 6 à 10 semaines) ; si la réduction de la tête fracturée a lieu, la guérison totale est possible, sinon il persiste des troubles sérieux. Plus tard, les compressions des vaisseaux et des nerfs peuvent forcer à faire la résection tardive de la tête humérale. La fracture du col chirurgical peut même se produire pendant une réduction difficile ; *c)* des lésions vasculaires et nerveuses peuvent être produites aussi

bien par l'accident primitif que par une réduction difficile ; elles sont rares, mais peuvent être mortelles quand
il s'agit des vaisseaux, tandis que les lésions nerveuses
donnent lieu à des paralysies persistantes ; *d*) des plaies
des téguments concomittantes.

Les suites, sont : *a*) la paralysie du nerf circonflexe, et
b) la luxation récidivante.

La luxation ancienne de l'épaule est celle qui a été
méconnue et non réduite. La méthode de Kocher permet
cependant la réduction encore pendant un long temps
après l'accident ; pendant ces essais de réduction, on
produit fréquemment la fracture du col huméral. Si la
réduction ne réussit pas, on peut être forcé de recourir à
la résection, qui donne généralement de mauvais résultats.

4. Les fractures de la tête humérale peuvent
porter sur le grand trochanter, sur le col anatomique et
le col chirurgical.

Les complications portent sur le nerf circonflexe, et
l'artère axillaire, ou encore peuvent être des déchirures
des téguments.

5. Les lésions de l'artère et de la veine axillaire, qui peuvent aussi être produites par des coups de
feu, des corps piquants, ou par pénétration de corps
étrangers, ainsi que par des essais de réduction d'anciennes luxations de l'épaule, peuvent amener la mort
par hémorrhagie quand il y a déchirure simultanée des
téguments. En cas de guérison, l'invalidité est très
longue.

6. Les lésions des nerfs, par contusion, peuvent
amener une paralysie partielle ou totale, temporaire ou
permanente de tout le membre supérieur. Les lésions
moins sérieuses, peuvent porter sur le nerf radial, par

exemple, et peuvent guérir. La contusion des nerfs donne souvent lieu à des névralgies.

7. La périarthrite scapulo-humérale par inflammation des bourses séreuses qui entourent l'épaule peuvent survenir chez les porteurs de charges (3 à 6 semaines pour la guérison).

8) La paralysie et l'insuffisance du muscle deltoïde peut résulter d'une immobilisation prolongée du bras dans un appareil.

B. LÉSIONS DU BRAS. — I. — *Les fractures* du bras, qui guérissent en 2-3 mois, ont une tendance au raccourcissement et à la déviation, dans tous les cas où les fragments sont obliques.

Comme *complications*, on peut observer : *a*) des *fractures compliquées* de plaies, guérissant facilement, mais pouvant aussi nécessiter l'amputation ; *b*) des *lésions nerveuses*, en particulier du radial, déchirures (suture), paralysies par compression ou enclavement dans le cal. On peut voir aussi survenir une guérison défectueuse et une pseudarthrose.

II. — *Les lésions des muscles et des nerfs* consistent principalement en déchirures, portant surtout, pour les muscles, sur le biceps pendant un effort ; les lésions nerveuses consistent en contusions et déchirures du nerf radial. Des névralgies peuvent être la conséquence de contusions ; de même, la déchirure nerveuse peut amener des troubles trophiques des muscles et de la peau dans les départements innervés.

C. LÉSIONS DU COUDE. — I. — *Lésions de la peau et des parties molles.* — *a*) Les arrachements et les brûlures de la peau guérissent avec cicatrices étendues, gênantes pour le fonctionnement de la jointure ; guérison en 2-3 mois ; des opérations plastiques peuvent devenir nécessaires pour remédier aux rétractions cicatricielles.

b) Les lésions de la bourse séreuse de l'olécrâne peuvent se produire par une chute sur l'olécrâne, et produire l'ouverture plus ou moins large de la bourse ; d'où suppuration.

c) La déchirure du tendon du biceps par section dans le pli du coude exige une suture minutieuse.

d) Le déplacement du nerf cubital en dehors de la gouttière épitrochléenne, ce qui nécessite souvent son replacement et la suture des ligaments déchirés.

II. — *Lésions de l'articulation du coude.* — *a*) L'entorse se complique toujours d'hémarthrose ; guérison en 4 à 6 semaines ; les mouvements restent toujours limités, mais la guérison peut être totale.

b) La contusion atteint surtout les faces postérieure et interne, et peut produire une ouverture de l'articulation.

c) Les luxations sont variées ; la luxation en arrière est la plus fréquente ; après réduction, on fait l'immobilisation, puis du massage et de la gymnastique ; la guérison s'effectue en 1 à 2 mois.

Elles se *compliquent* de *fractures* des extrémités osseuses, ou de *plaies des téguments*, et de lésions nerveuses et vasculaires.

Les luxations anciennes sont plus difficiles à réduire qu'à l'épaule, mais la résection donne de bien meilleurs résultats.

d) Les fractures au niveau du coude sont variables et peuvent porter, du côté de l'humérus, au-dessus des condyles, sur les condyles et la surface articulaire ; du côté des os de l'avant-bras, sur l'olécrâne, le col et la tête du radius. Des guérisons défectueuses donnent lieu à des déformations de la jointure qui peuvent être améliorées grâce à une intervention chirurgicale. Les fractures non consolidées de l'olécrâne peuvent être suturées.

Dans ces fractures, on voit parfois des lésions des nerfs radial et médian et de l'humérale au pli du coude.

Les troubles fonctionnels de l'articulation peuvent être plus tard notablement améliorés par la gymnastique.

Chez les personnes âgées, il faut surtout craindre l'amkylose et le rhumatisme chronique déformant.

D. Lésions de l'avant-bras et de l'articulation du poignet. — I. — *Les contusions*, malgré leur gravité, guérissent souvent fort bien.

II.— *Les plaies*, surtout par instruments tranchants, se compliquent souvent de lésions des tendons, des nerfs et des vaisseaux ; la suture des tendons et des nerfs doit être pratiquée le plus tôt possible , mais même à une époque tardive.

On observe souvent des *arrachements étendus de la peau* de l'avant-bras par des courroies de transmission, avec ou sans lésion des muscles et des os ; si l'amputation peut souvent être évitée, il n'en persiste pas moins des troubles fonctionnels sérieux.

III. — *a) La fracture* des deux os de l'avant-bras peut se produire aussi bien au milieu, qu'aux tiers supérieur et inférieur.

Comme *complications* de ces fractures, on peut voir : les *paralysies des muscles* de l'avant-bras par compression de l'appareil de contention ; la *gêne des mouvements de pronation et de supination* de l'avant-bras, due à un cal exagéré ou à une déformation des os ; la *pseudar-*

throse qui, parfois, peut ne pas trop gêner, mais d'autres fois amène un trouble fonctionnel notable nécessitant, soit une opération, soit un appareil de contention.

b) La fracture du cubitus : au tiers supérieur, elle est souvent compliquée de luxation de la tête du radius ; les troubles résultant de consolidations vicieuses peuvent nécessiter des interventions chirurgicales ultérieures ; aux tiers moyen et inférieur, la pseudarthrose est rare, de même que la gêne des mouvements de pronation et de supination.

c) La fracture du radius, aux tiers supérieur et moyen, se comporte comme celle du cubitus ; la pseudarthrose est possible, quand les fragments ne se touchent pas. Au tiers inférieur, c'est le type classique des fractures du radius, et la plus fréquente de toutes les fractures. Il est nécessaire de bien réduire la fracture, et d'immobiliser le poignet sans les doigts ; après 15 jours à 3 semaines d'immobilisation, le massage complètera facilement la guérison en 6 à 7 semaines. Il arrive fréquemment que, soit par le fait du blessé, soit par erreur du médecin, cette fracture soit prise pour une entorse du poignet, et guérit avec déformation ; d'où, troubles fonctionnels pour la main et les doigts.

Ces fractures du radius peuvent se *compliquer : de fractures de l'extrémité inférieure du cubitus, d'éclatements du fragment inférieur* et *d'épanchements de sang dans l'articulation du poignet*, et parfois de fractures des os du poignet, de *plaies des parties molles.*

IV. — Lésions de l'articulation du poignet. — I. — *Les entorses* se traitent par le massage et guérissent en 2 à 4 semaines, tandis que l'immobilisation avec des attelles ou des appareils plâtrés peut en troubler les fonctions pendant longtemps. Il est à remarquer qu'une gêne des mouvements du poignet permet plus facilement de faire des ouvrages fins et minutieux que des travaux grossiers et fatigants.

II. — *Les luxations* sont très rares, et souvent confondues avec les entorses, ou des fractures du radius ; la réduction en est facile.

Il faut mentionner ici la *ténosite crépitante* du poignet due à une légère inflammation des gaînes tendineuses, en particulier, du long abducteur du pouce, et aussi à une fatigue exagérée ; elle guérit en 2 à 3 semaines, mais récidive assez souvent.

E. Lésions de la main et des doigts. — I. — *Les écrasements*, fréquents, gênent souvent le fonctionnement du membre après la guérison. Quand c'est l'ongle qui est atteint, on est souvent obligé de l'enlever, pour éviter l'infection possible et aussi hâter la guérison.

II. *Les entorses* des articulations de la main et des doigts guérissent en 2 à 6 semaines ; aux doigts, il en résulte souvent des ankyloses ; massage.

III. *Les luxations* sont rares ; la radiographie rendra des services pour le diagnostic. La plus fréquente des luxations est celle du pouce, au niveau de l'articulation métacarpo-phalangienne ; si la guérison ne peut se faire, on est obligé de recourir à une opération qui donne généralement de bons résultats.

IV. *Les fractures* simples guérissent facilement ; quand elles intéressent les jointures, elles peuvent donner lieu à des ankyloses ; les fractures compliquées sont surtout dangereuses à cause des désordres des parties molles ; elles guérissent en 1 à 3 mois.

V. *Les plaies de la main et des doigts,* peuvent être simples, et produites par des instruments coupants ou piquants, ou être des brûlures, déchirures, à tous les degrés possibles. Le traitement devra tendre à obtenir le meilleur fonctionnement possible ; il consistera en simples applications de compresses humides, trempées dans une solution faible de cyanure ou de sublimé et en bains antiseptiques. Il sera bon de s'abstenir autant que possible de couper les parties écrasées et de laisser au temps le soin d'éliminer les lambeaux qui doivent se mortifier, car souvent la réparation se fait beaucoup mieux qu'on ne pouvait l'espérer.

Il faut noter aussi *l'infection* fréquente de petites plaies superficielles, et des *phlegmons* qui peuvent parfois en résulter, ainsi que de l'introduction de corps étrangers.

F. Appréciation des conséquences des blessures des extrémités supérieures. — I. *Perte des doigts ou des phalanges d'une seule main.* — Une dépréciation produite par une incapacité professionnelle moindre de 10 p. 100 n'est pas indemnisée en Allemagne.

Mais pour la mesure de l'indemnité, on tient compte de plusieurs facteurs : *l'âge;* plus le blessé est jeune, mieux il s'habituera de nouveau à un ouvrage, et plus facilement il pourra changer de métier ; le contraire a lieu chez les blessés d'un certain âge ; *le sexe;* les hommes, grâce à leur force musculaire, peuvent plus facilement suppléer à leur mutilation. Les femmes, au contraire, adonnées à des travaux de précision ont plus besoin de leurs doigts ; *des lésions antérieures* non encore indemnisées, doivent être prises aussi en considération, par le fait qu'elles augmentent l'incapacité de travail.

	Incapacité professionnelle p. 100	
a) Pouce.		
1. Perte de la phalange unguéale....... .	16	
2. Perte de la phalange unguéale et de la moitié de la première phalange.....	16	à 25
3. Perte des deux phalanges...........	25	à 33
4. Perte du pouce et de son métacarpien.	25	à 33
b) Index.		
1. Perte de la phalange unguéale........	0	
2. Perte des deux dernières phalanges...	8	à 16
3. Perte des trois phalanges.......... ..	16	à 25
4. Perte de l'index et de son métacarpien.	16	à 25
c) Médius.		
1. Perte de la phalange unguéale...... .	0	
2. Perte des deux dernières phalanges...	8 1/3	
3. Perte des trois phalanges...........	8	à 16
4. Perte du médius et de son métacarpien	8 1/2	à 16 2/3
d) Annulaire.		
1. Perte de la dernière phalange........	0	
2. Perte des deux dernières phalanges..	8 1/3	
3. Perte des trois phalanges...........	8 1/3	à 16 2/3
4. Perte de l'annulaire et de son métacarpien.....................	8 1/3	à 16 2/3
e) Auriculaire.		
1. Perte de la phalange unguéale........	0	
2. Perte des deux dernières phalanges..	0	
3. Perte des trois phalanges...........	0	à 8 1/3
4. Perte de l'auriculaire et de son métacarpien.....................	0	à 8 1/2

f) **Perte de plusieurs doigts d'une seule main.**

1. Perte du pouce et de l'index......... 41 2/3 à 50
2. Perte du pouce et du médius........ 33 1/3 à 41 2/3
3. Perte du pouce et de l'annulaire...... 33 1/3 à 41 2/3
4. Perte du pouce et de l'auriculaire..... 25 à 33 1/2
5. Perte du pouce, de l'index et du médius 50 à 58 1/3
6. Perte du pouce, de l'index et de l'annulaire......................... 50 à 58 1/3
7. Perte du pouce, de l'index et de l'auriculaire .... 41 2/3 à 50
8. Perte du pouce, de l'index, du médius et de l'annulaire................... 53 1/3 à 66 2/3
9. Perte du pouce, de l'index, du médius, et de l'auriculaire................... 58 1/3 à 66 2/3
10. Perte du pouce, du médius et de l'annulaire........................... 41 2/3 à 50
11. Perte du pouce, du médius et de l'auriculaire........................... 33 1/3 à 41 2/3
12. Perte du pouce, de l'annulaire et de l'auriculaire....................... 33 1/3 à 41 2/3
13. Perte de l'index et du médius........ 25 à 33 1/3
14. Perte de l'index et de l'annulaire..... 25 à 33 1/3
15. Perte de l'index et de l'auriculaire.... 25 à 33 1/3
16. Perte de l'index, du médius et de l'annulaire .... 41 2/3 à 50
17. Perte de l'index, du médius et de l'auriculaire......................... 33 1/3 à 41 2/3
18. Perte du médius et l'annulaire... .... 16 2/3 à 25
19. Perte du médius et de l'auriculaire... 16 2/3
20. Perte du médius, de l'annulaire et de l'auriculaire....................... 25 à 33 1/3
21. Perte de l'annulaire et de l'auriculaire. 16 2/3
22. Perte de tous les doigts à l'exception du pouce........................... 50 à 66 2/3
23. Perte de tous les doigts à l'exception de l'index..... .... 50 à 66 2/3

Selon le cas, une infirmité de la main gauche doit être taxée au-dessous des chiffres minima qui précèdent.

g) **Perte des doigts aux deux mains.**

1. Perte des doigts des deux mains à l'exception d'un seul 100
2. Perte des deux pouces 50
3. Perte du pouce et de l'index d'une main et du pouce de l'autre main .... 58 1/3 à 66 2/3
4. Perte du pouce, de l'index, du médius et de l'annulaire ou de l'auriculaire d'une main et du pouce de l'autre ... 66 2/3 à 75
5. Perte de tous les doigts d'une main à l'exception de l'index et perte du pouce de l'autre main .... 75 à 83 1/3
6. Perte des deux pouces et des deux index 83 1/3

h) **Perte de la main.**

1. Perte de la main droite .... 50 à 75
2. Perte de la main gauche .... 33 à 60
3. Perte des deux mains 100
4. Perte de tous les doigts sans lésions des métacarpiens 75
5. Perte de tous les doigts et d'une partie des métacarpiens .... 50 à 75

i) **Perte de l'avant-bras.**

6. Depuis le coude jusqu'à l'articulation du poignet. .... 66 2/3 à 75

j) **Perte du bras.**

7. Perte du bras, depuis l'épaule jusqu'au coude .... 66 2/3 à 75

k) **Perte des deux bras** 100

II. — Troubles fonctionnels des doigts, de la main et du bras. — On entend par là les raideurs articulaires, les déformations et contractures.

Pour apprécier l'état fonctionnel de la main, on peut se servir du dynamomètre.

Les lésions fonctionnelles définitives ne peuvent être appréciées que longtemps après l'accident.

Si une opération peut améliorer la situation, il est du devoir du médecin d'en faire ressortir les avantages auprès du blessé, quoique ce dernier ne soit pas forcé d'accepter l'intervention.

En Allemagne, la lésion fonctionnelle n'est indemnisée que si elle cause un dommage pour l'accomplissement de la profession, et elle n'est prise en considération que si elle dépasse de 10 p. 100 l'incapacité professionnelle ; une simple incommodité ne comporte pas d'indemnité. L'exercice et la bonne volonté arrivent souvent à améliorer notablement l'état d'un doigt lésé ; c'est ce qui fait que chez les individus jeunes, l'indemnité doit être moins élevée.

	Incapacité professionnelle p. 100
a) **Pouce**.	
1. Ankylose des deux articulations du pouce..........................	25 à 33 1/3
2. Ankylose de l'articulation métacarpo-phalangienne.....................	16 2/3
3. Ankylose de l'articulation phalango-phalangienne..	8 1/3
4. Déformation avec flexion............	8 1/3 à 33 1/3
b) **Index**.	
1. Ankylose des trois articulations.......	25
2. Ankylose des deux premières articulations.............................	8 1/2 à 16 2/3
3. Ankylose de la première articulation..	16 2/3
4. Ankylose de la deuxième articulation..	8 1/3
5. Ankylose de la première et de la 3ᵉ articulation.........	16 2/2

6. Ankylose des deux dernières articulations............................. 8 1/3 à 16 2/3
7. Ankylose de la dernière articulation
seule............................. 0
8. Déformation avec flexion............ 8 1/3 à 16 2/3

c) **Médius**.

1. Ankylose des trois articulations....... 8 1/3 à 16 2/3
2. Ankylose des deux premières articula-
tions......................... .. 8 1/3 à 16 2/3
3. Ankylose de la première articulation.. 8 1/3
4. Ankylose de la deuxième articulation.. 8 1/3
5. Ankylose de la première et de la 3e articulation.. .... 8 1/3
6. Ankylose de la 2e et de la 3e articulation 8 1/3
7. Ankylose de la dernière articulation
seule..................... .... 8 1/3
8. Déformation avec flexion............ 0   à 16 2/3

d) **Annulaire**.

1. Ankylose des trois articulations....... 8 1/3 à 16 2/3
2. Ankylose des deux premières articula-
tions......................... 8 1.3 à 16 2/3
3. Ankylose de la première articulation.. 8 1/3
4. Ankylose de la deuxième articulation.. 8 1/3
5. Ankylose de la première et de la 3e articulation......................... 8 1/3
6. Ankylose des deux dernières articulations......................... 8 1/3
7. Ankylose de la dernière articulation
seule......................... 0
8. Déformation avec flexion............ 0   à 16 2/3

e) **Auriculaire**.

1. Ankylose des trois articulations....... 0   à 8 1/3
2. Ankylose des deux premières articula-
tions.... 0   à 8 1/3
3. Ankylose de la première articulation.. 0
4. Ankylose de la deuxième articulation.. 0

5. Ankylose de la première et de la 3e articulation...................... 0

6. Ankylose des deux dernières articulations........................ 0

7. Ankylose de la dernière articulation
   seule........................ 0

8. Déformation avec flexion............ 0   à 8 1/3

f) **Arthrite chronique d'un seul doigt**...................... 8 1/3 à 33 1/3

g) **Plusieurs doigts d'une main.**

Arthrite chronique de plusieurs doigts.. 25   à 66 2/3

h) **Plusieurs doigts des deux mains.**

Arthrite chronique de plusieurs doigts
des deux mains.................. 30   à 75

i) **Mains.**

1. Ankylose de l'articulation du poignet.. 25   à 33 1/3
2. Articulation flottante..... .... 33 1/3 à 66 2/3
3. Ankylose de tous les doigts.......... 58 1 2 à 66 2/3
4. Déformation de tous les doigts........ 58 1 2 à 66 2/3

j) **Avant-bras.**

1. Ankylose rectiligne du coude........ 41 2/3 à 50
2. Ankylose du coude à angle obtus...... 25   à 33 1/3
3. Ankylose du coude à angle droit....... 33 1/3 à 41 2/3
4. Articulation flottante.............. 53   à 66 2/3
5. Consolidation vicieuse d'une fracture de
   l'avant-bras avec limitation des mouvements de pronation et de supination 16 2 3 à 41 2 3

k) **Bras**

1. Ankylose de l'épaule.............. 50   à 58 1/3
2. Paralysie équivalente, suivant son degré, à la perte du bras ou à l'ankylose
   de l'épaule...................... 50

CHAPITRE XI

A. Lésions du bassin.

I. — Contusions du bassin et de la région fessière.
— 1. *Les contusions superficielles* donnent lieu à de vastes épanchements de sang dans le tissu cellulaire sous-cutané, qui ne disparaissent que grâce à une ponction. Chez les personnes grasses, on peut observer le décollement sous-cutané avec épanchement huileux. Ces épanchements peuvent s'infecter par une petite érosion de la peau et suppurer ; guérison en 1 à 2 mois.

2. *La contusion du nerf sciatique* peut être produite par une chute sur un corps saillant, ou encore par une chute dans la position accroupie, le talon de la chaussure venant heurter le nerf ; comme conséquences, on a observé des crampes et des douleurs longtemps prolongées.

Une chute sur un corps coupant peut sectionner le nerf sciatique, et amener une paralysie de la jambe ; la suture nerveuse est utile.

II. — Fractures du bassin. — On les observe aux endroits les plus divers et souvent en nombre multiple. Ce sont toujours des lésions graves. Leur importance dépend surtout de la lésion des organes voisins et surtout des organes urinaires.

Si ces derniers sont indemnes, ce que l'on voit dans les fractures des os iliaque et ischion, le pronostic n'est pas trop grave.

Au contraire, la lésion concomittante de l'urèthre ou de la vessie, rend la fracture compliquée et peut amener de nombreuses complications ; 40 p. 100 de ces fractures du bassin sont mortelles. L'incapacité fonctionnelle résulte précisément de troubles persistants des voies urinaires.

Lorsque le trait de fracture passe par l'articulation coxo-fémorale, elle peut avoir comme conséquence une limitation des mouvements de la jointure.

Les luxations des os du bassin sont le plus souvent accompagnées de fractures et se comportent comme ces dernières.

B. Lésions de l'articulation coxo-fémorale, de la région de la hanche et de l'aine.

I. — LÉSIONS DE LA PEAU ET DES PARTIES MOLLES. — 1. *Les contusions* de la région de la hanche se traduisent par des décollements étendus de la peau et des épanchements d'huile et de sang.

Au niveau des plis inguinaux et fessiers, le gonflement amène des troubles fonctionnels notables, qui comme les précédents guérissent en 1 à 2 mois. Il peut survenir de la suppuration par infection, de même qu'à la suite de contusions des ganglions inguinaux.

2. De notables efforts, des chocs peuvent provoquer des *déchirures du muscle psoas-iliaque.*

3. *Les lésions des gros vaisseaux* s'observent à la suite de coups de couteaux, de coups de pied, coups de cornes,

écrasement par roues de voiture, etc. Deux dangers existent dans tous ces cas : d'abord, l'hémorrhagie immédiate, puis, si les secours médicaux ont été donnés de suite, la gangrène de toute ou partie du membre.

II. — Lésions de l'articulation coxo-fémorale. — 1. *L'entorse* a été rarement observée.

2. *La contusion* résulte d'une chute sur le grand trochanter ; 3 à 6 semaines de guérison. S'il persiste des troubles fonctionnels sérieux, c'est qu'il s'agit probablement d'une frature du col fémoral et non d'une contusion.

La contusion d'une hanche ankylosée à la suite de coxalgie peut provoquer la suppuration, et même amener des tuberculoses pulmonaire ou méningée.

La contusion de la région trochantérienne peut provoquer l'inflammation de la bourse séreuse de cette région.

3. *Les luxations* récentes de la hanche guérissent facilement après une réduction immédiate.

Elles peuvent se compliquer de :

Fracture du rebord cotyloïdien qui rend la réduction plus difficile.

Fracture du col fémoral, ce qui rend la réduction impossible ; si le membre est placé en bonne position, la marche n'est pas si pénible qu'après une luxation non réduite.

Lésion des gros vaisseaux fémoraux, d'où mort rapide par hémorrhagie ou gangrène du membre.

Les vieilles luxations peuvent parfois être réduites par la méthode non sanglante. L'intervention sanglante donne souvent de bons résultats. Lorsqu'une luxation n'est pas réduite, le blessé marche d'abord avec des béquilles, puis avec une canne. Si le déplacement de la tête fémorale provoque des douleurs ou des paralysies, la résection est indiquée.

C. Lésions de la cuisse.

I. — LÉSIONS DE LA PEAU ET DES PARTIES MOLLES. — *Les contusions* se montrent toujours sur une grande étendue à cause de la laxité des tissus, et par de notables troubles fonctionnels. On y voit aussi s'encapsuler les épanchements sanguins. A la suite de la contusion, le quadriceps fémoral peut s'atrophier, de même qu'après des fractures de cuisse et des lésions du genou de peu de durée ; il y a donc là une action réflexe manifeste ; on l'a évalué à 33 1/3 p. 100 d'incapacité professionnelle.

Les déchirures musculaires se voient surtout chez les cavaliers au niveau des adducteurs, ou au niveau du quadriceps fémoral. La suture donne d'excellents résultats.

Les plaies de la cuisse donnent lieu facilement à des inflammations qui se propagent au loin ; une lésion vasculaire demande la ligature ; lorsqu'il s'agit des gros vaisseaux de la cuisse, la gangrène en est souvent la conséquence. Ce qui est surtout grave et souvent mortel, ce sont les écrasements sous les roues des voitures.

II. — FRACTURES DU FÉMUR. — *Si les fractures extra-capsulaires du col du fémur* guérissent fréquemment par un cal osseux, par contre, il n'en est plus de même des *fractures intra-capsulaires* fréquentes chez les vieillards, et qui exigent 2 à 6 mois de repos. Il en résulte toujours une raideur de l'articulation coxo-fémorale et un raccourcissement du membre de 2 à 6 centimètres avec boîterie consécutive. Les vieillards succombent souvent à la suite de plaies par décubitus ou de pneumonie hypostatique. Comme traitement, il faut appliquer un appareil à traction.

La cause habituelle des fractures du col du fémur est une force agissant suivant l'axe du fémur ou venant du grand trochanter ; chez les vieillards un faux pas ou une chute suffisent.

Il peut se faire que quand il y a pénétration des fragments, les blessés peuvent marcher immédiatement après l'accident, à l'aide d'une canne ou d'un appui quelconque, et qu'ils ne séjournent pas au lit, ni ne demandent le secours d'aucun médecin. Les médecins eux-mêmes diagnostiquent à l'occasion une contusion articulaire et n'ordonnent qu'un court séjour au lit. Après des semaines et des mois, on finit par découvrir un raccourcissement du membre, une raideur articulaire et un cal volumineux.

Les fractures de la diaphyse fémorale, quand elles sont simples, guérissent facilement, grâce à la traction, en 3 à 4 mois, avec un raccourcissement de 1 à 3 centimètres. En cas de guérison avec déformation par torsion des fragments ou raccourcissement l'ostéotomie rendra de notables services.

Les fractures compliquées de plaies peuvent guérir comme les précédentes, avec un pansement convenable. Mais des écrasements étendus des parties molles et de l'os nécessitent souvent l'amputation.

Comme conséquences : nous avons déjà signalé les *raccourcissements* et les *déformations* du membre ; les *pseudarthroses,* qui guérissent souvent par la marche, le membre étant bien contenu dans un appareil ; les *lésions du genou,* surtout la raideur, qui finit par disparaître

grâce au massage et à la gymnastique du membre ;
l'*atrophie du biceps fémoral ;* la *paralysie du nerf sciatique poplité externe*, conséquence de l'extension prolongée ou de la contusion directe du nerf.

En cas de *fracture spontanée du fémur*, chez des
syphilitiques, tabétiques ou autres, une indemnité n'est
accordée en Allemagne, que si la cause de la fracture
s'est produite notoirement pendant le travail. En Suisse,
on accorde une réduction de l'indemnité quand il est
prouvé qu'il s'agit d'une fragilité extraordinaire de l'os.

Quand une fracture déjà consolidée, se reproduit de
nouveau dans le foyer même de la fracture, alors que la
consolidation n'était pas complète, cette seconde fracture
est considérée comme la conséquence de la première et
doit être indemnisée.

Une fracture de cuisse, avec toutes ses suites, quand il
n'existe aucune complication, guérit en 2 à 6 mois.

En Allemagne, un raccourcissement moindre de 2 centimètres n'est pas indemnisé ; un raccourcissement de
plus de 2 centimètres et au delà, équivaut à une incapacité professionnelle de 10 à 33 1/3 p. 100.

D. Lésions du genou et du creux poplité.

I. — LES PLAIES DU GENOU, piquantes ou coupantes,
intéressent surtout la partie interne, chez les charpentiers
bûcherons, etc. Soignées de suite, ces plaies guérissent
en 1 à 2 mois ; négligées ou infectées, elles donnent lieu
à de la suppuration du genou, laquelle peut même nécessiter l'amputation de la cuisse chez les vieillards, tandis
que les gens jeunes et vigoureux résistent mieux.

La contusion du genou amène habituellement une

hémarthrose, qui guérit en 1 ou 2 mois. Si la contusion atteint la rotule, l'épanchement de sang peut se faire dans la bourse séreuse prérotulienne. La suppuration de l'épanchement peut avoir lieu.

L'entorse du genou, variable dans ses effets, peut aller depuis la simple déchirure des ligaments sans lésion articulaire, jusqu'à l'épanchement de sang et aux troubles fonctionnels graves ; guérison en 1 à 3 mois.

Comme conséquences, on peut observer : une *hydarthrose récidivante*, avec incertitude et gêne de la marche, fatigue rapide et tendance à une nouvelle entorse ; une *raideur articulaire*, passagère ou durable, quand il y a eu déformation des surfaces articulaires ; *atrophie du biceps fémoral*.

Il faut se méfier des épanchements d'origine gonorrhéiques, rhumatismaux ou autres, qui seront mis facilement sur le compte d'un traumatisme.

II. — Les luxations du genou peuvent se produire entre le fémur et le tibia, au niveau de la rotule ou des ménisques inter-articulaires.

Les luxations fémoro-tibiales ne peuvent se produire que sous l'influence de forces considérables. Immédiatement réduites, elles peuvent guérir sans troubles fonctionnels notables, en 2 à 4 mois.

Les luxations en avant et en arrière peuvent se compliquer de lésions vasculaires et de gangrène, d'où, amputation nécessaire.

Les luxations de la rotule, quoique assez rares, guérissent en 3 à 12 semaines ; mais elles sont sujettes à récidive. Même quand le déplacement n'est pas réduit, les blessés apprennent à se servir convenablement de leur membre ; l'extension et la flexion restent toujours

gênées. Chez les jeunes gens, il peut même se faire consécutivement un *genu valgum*.

Les déplacements des ménisques articulaires sont aussi
fréquents sur l'interne que sur l'externe ; il existe des
exemples de réduction, sans aucune suite fâcheuse ;
d'autres ont été méconnus ; on observe alors un échap-
pement à chaque mouvement de flexion et d'extension,
ou bien, une gêne dans la marche, et une tendance aux
épanchements articulaires. L'intervention chirurgicale
n'a donné que des résultats incertains, qu'on ait fait la
suture ou l'ablation.

III. — FRACTURES DU GENOU. — *Les fractures de la
rotule*, dans un tiers des cas, sont produites par l'effort
musculaire ; le patient, en glissant, cherche à se retenir,
et se fracture transversalement la rotule. Un traumatisme direct donne lieu à des éclatements et des fragments multiples, qui guérissent souvent mieux que les
fractures transversales ; ces dernières se consolident
parfois par un cal fibreux. Les troubles fonctionnels
diminuent à la longue et finissent par disparaître.

On peut observer cependant comme conséquences :

La raideur articulaire, qui finit par disparaître au bout
d'un an ou deux ; *la faiblesse et l'atrophie du triceps
fémoral.*

En cas de plaies, les fractures de la rotule guérissent
facilement, mais exposent à une suppuration articulaire.

Les fractures de l'extrémité inférieure du fémur res-
semblent fort à celles de l'extrémité inférieure de l'humérus. On observe des fractures en T et en Y, des fractures
isolées des condyles et du cartilage épiphysaire. Dans les
fractures obliques, le fragment inférieur se déplace vers
le creux poplité et la guérison ne peut s'obtenir que par

la flexion du genou, en 2 à 4 mois. La raideur articulaire est fréquente.

Les fractures de l'extrémité supérieure du tibia sont
des fractures multiples ou épiphysaires, et produites par
compression, soit par cause directe, soit par chute sur
les pieds. Traction et massage. Il faut craindre la raideur
du genou et l'arthrite déformante ; guérison en 3 à 6 mois.

Les lésions du creux poplité consistent en *perte de
substances de la peau* par brûlures, arrachements, etc.,
et provoquent des rétractions nécessitant des opérations
consécutives.

La lésion de l'artère poplitée se produit par des instruments piquants ou coupants ou à la suite de luxations
du genou, et peut donner lieu à de la gangrène de la
jambe et du pied.

E. Lésions de la jambe.

I. — Lésions des parties molles. — Parmi les *plaies*,
il faut citer surtout les *contusions* et les éraillures de la
peau recouvrant la face antérieure du tibia, traitées souvent ambulatoirement, et par là, prolongées indéfiniment.

Le repos suffit souvent à guérir des plaies irritées par
le pantalon ou mal pansées, et qu'on prenait à tort pour
de la périostite.

Les précautions devront être encore bien plus minu-
tieuses chez les personnes atteintes de varices, qui, autrement, donnent lieu à des ulcères, dont les cicatrices
elles-mêmes doivent être soigneusement protégées.

Ici encore apparaît l'importance qu'il y aurait à noter,
avec l'engagement de l'ouvrier par un patron, la présence
ou l'absence de *varices* ou *d'ulcères variqueux*, pour

empêcher que celles-ci, plus tard, ne soient mises sur le compte d'un accident du travail. Leur aggravation par le travail est cependant indemnisée en Allemagne ; il en est de même des *hémorrhagies variqueuses*, à condition qu'elles soient occasionnées par un accident véritable.

La thrombose veineuse, indépendante des varices, peut se présenter accidentellement, en sautant de cheval, de voiture, de chemin de fer, etc., et se traduit immédiatement par une douleur lancinante ; le gonflement du membre n'apparaît qu'au bout de quelques jours. La thrombose peut aussi être la conséquence d'un choc direct ou d'un effort, et ne se déclarer, en pareil cas, qu'au bout d'une quinzaine de jours. On la confond souvent avec une déchirure des muscles ou des tendons. Il peut y avoir thrombose des veines profondes du mollet, ainsi que Verneuil l'a démontré.

Les déchirures musculaires et tendineuses se produisent surtout dans les jumeaux et le tendon d'Achille ; ce dernier accident nécessite la suture et guérit en 2 à 3 mois.

II. — FRACTURES DE LA JAMBE. — Les fractures diaphysaires intéressent ordinairement les deux os de la jambe, rarement un seul ; simples elles mettent 4 à 6 mois pour guérir.

Comme conséquences, on peut observer : *la raideur des articulations voisines, une déformation* angulaire du membre, qui nécessitent souvent l'ostéotomie.

La consolidation retardée et la *pseudarthrose*, se trouvent bien de la marche avec un appareil de contention ; on ne recourra à une opération que dans des circonstances toutes spéciales.

Le gonflement longtemps prolongé du pied effraie beaucoup le blessé, et se rencontre dans presque toutes les lésions traumatiques de la jambe et du pied.

Les lésions artérielles sont rares ; mais *les veines* peuvent être souvent blessées ou comprimées par les fragments et donner lieu à des thromboses.

Les fractures compliquées mettent souvent de longs mois, même une année à guérir, et doivent être traitées par la plus stricte antisepie ; les os se nécrosent souvent, qu'ils soient détachés ou mis à nu. Comme conséquences de ces fractures ouvertes, on voit souvent *des fistules* ou *des ulcères* chroniques.

F. Lésions du cou-de-pied et de son voisinage.

I. — L'ENTORSE DU COU-DE-PIED est une des lésions les plus fréquentes, et constitue le triomphe du massage ; elle guérit en 2 à 6 semaines.

Les conséquences en sont : des gênes fontionnelles du pied, des douleurs localisées et irradiées, de l'incertitude pendant la marche avec tendance à produire une nouvelle entorse.

Des raideurs articulaires peuvent être la conséquence d'une immobilisation trop longtemps prolongée à la suite d'entorse ; on n'arrive à les vaincre que par un traitement mécanique persévérant. Les personnes lourdes, et affectées de varices ou de pied plat ressentent plus facilement ces complications.

II. — LUXATIONS. — *Les luxations de l'articulation tibio-tarsienne* sans fracture ont lieu en avant ou en arrière. Les troubles fonctionnels provenant de *luxa-*

tions anciennes sont moindres dans la luxation en avant que dans la postérieure. L'intervention chirurgicale donne de bons résultats ; 2 à 3 mois sont nécessaires pour la guérison.

La luxation sous-astragalienne immédiatement réduite, donne de bons résultats fonctionnels.

Les luxations anciennes empêchent notablement la marche, et ne peuvent être traitées que par une opération.

La luxation du calcanéum peut déplacer la totalité de l'os, ou seulement son apophyse fracturée. Si la réduction n'est pas possible, il faut opérer. La réduction donne un résultat excellent. Mais l'ablation du calcanéum provoque une raideur dans l'articulation tibio-tarsienne, du gonflement du pied et de la douleur pendant la marche.

II. — FRACTURES ARTICULAIRES. — *Les fractures* qui se produisent aux environs du cou-de-pied sont toujours compliquées de lésions graves de l'articulation tibio-tarsienne.

On appliquera un appareil plâtré pendant 6 semaines, puis on mobilisera le pied.

Complications : Fracture de la malléole interne qui augmente les chances de raideur articulaire ; *déchirure de la peau* au niveau de la malléole interne.

À la suite de ces lésions, *le pied reste longtemps gonflé*, en même temps qu'il peut se produire des *thromboses* et des *embolies* au niveau du mollet.

Le pied peut encore s'ankyloser en pied équin, ou prendre l'attitude du pied plat ; ce dernier empêche la station debout prolongée, et de monter aux échelles, etc.

Les fractures malléolaires peuvent se produire isolément ou simultanément.

Les fractures sus-malléolaires sont souvent une fracture multiple; les fractures simples entraînent souvent de la raideur articulaire, celles compliquées de plaies nécessitent souvent la résection ou l'amputation, guérison en 3 à 6 mois.

La fracture de l'astragale se produit surtout à la suite de chute sur les pieds ou de saut d'une certaine hauteur; l'ablation des fragments par la résection peut donner de bons résultats.

La luxation des tendons des péroniers nécessite leur fixation par la suture.

G. Lésions du pied et des orteils.

I. — *Les plaies* du pied et des orteils sont surtout dangereuses quand on les néglige; antisepsie et repos au lit; chez les personnes âgées, on voit facilement survenir un phlegmon ou de la thrombose, qui peuvent amener de l'infection et de la gangrène.

Les cicatrices consécutives à des plaies de la plante du pied peuvent gêner notablement la marche, et nécessiter des opérations.

Une infection du sang peut survenir à la suite de petites plaies du pied.

Le durillon forcé n'est pas considéré comme un accident du travail.

II. — LES CONTUSIONS DU PIED ET DES ORTEILS mettent souvent 4 à 12 semaines pour guérir, et donnent des douleurs persistantes pendant la marche et la station debout.

L'entorse ou la contusion d'un pied plat ordinairement bien supporté, mais rendu douloureux par la fatigue, donne droit à une indemnité, au moins limitée.

III. — Déchirures des aponévroses et tendons du pied. — La déchirure de l'aponévrose plantaire peut se produire en même temps qu'une fracture de jambe, ou à la suite d'une chute sur les pieds. Elle se traduit par un gonflement et une douleur limitées au niveau du premier cunéiforme, et pouvant persister pendant plusieurs mois.

L'arrachement du tendon du tibial antérieur a été observé.

IV. — Fractures. — *La fracture du calcanéum* consécutif à une chute sur les pieds, uni ou bi-latérale, donne lieu à un pied plat. Quand la lésion est guérie, on sent un élargissement de l'os, surtout sous la malléole externe; l'articulation calcanéo-cuboïdienne est ankylosée. La station et la marche provoquent des douleurs dans la région du cou-de-pied, qui peuvent durer 2 à 4 ans.

Les fractures des métatarsiens gênent souvent le fonctionnement du pied et peuvent durer plusieurs mois.

H. Appréciation de l'incapacité professionnelle consécutive aux lésions des extrémités inférieures.

L'importance de l'intégrité des membres inférieurs gît dans ce fait que certaines professions ne peuvent pas être exécutées, sans que l'ouvrier puisse marcher ou se tenir debout. Si ces conditions font défaut, la profession est impossible, ou bien, le blessé est obligé d'apprendre un nouveau métier qu'il puisse exécuter étant assis, et de plus, il est forcé à habituer ses mains à un nouveau travail, peut-être plus minutieux que celui qu'il exécutait jusqu'alors.

Aussi, en Allemagne, l'estimation de l'incapacité de travail produite par la perte de fonctionnement des extrémités inférieures, varie-t-elle suivant l'âge du blessé. Chez un individu jeune (21 ans), on l'estime à 40 p. 100 ; chez un individu d'âge moyen, à 50 p. 100, en accordant une rente un peu plus élevée pendant 2 ans, afin de permettre au blessé d'apprendre sans trop de dommage son nouveau métier ; enfin, chez l'ouvrier âgé, l'incapacité est estimée à 75 p. 100.

Orteils.

La perte de la phalange unguéale n'est pas indemnisée en Allemagne.

	Dépréciation p. 100
Perte du gros orteil....	16 2/3
Perte d'un autre orteil.................	0
Perte de tous les orteils d'un pied.......	50

Outre l'orteil, quand il y a perte du métatarsien correspondant, l'incapacité est augmentée de 5 à 10 p. 100.

Pied.

	p. 100
Perte du pied au niveau ou au-dessous de l'articulation tibio-tarsienne..............	66 2/3
Perte du calcanéum	16 2/3 à 41 2/3
Ankylose totale de l'articulation tibio-tarsienne avec position à angle droit du pied par rapport à la jambe, ou encore pied plat	41 2/3
Ankylose de l'articulation tibio-tarsienne avec pied équin....................	50

Arthrite chronique dans une ou plusieurs articulations de la voûte plantaire ; on a payé une rente de 15 à 45 p. 100.

Les paralysies, selon leur degré, sont estimées dans les mêmes proportions que les ankyloses.

p. 100

Jambe.

Perte d'une jambe......................	50 à 66 2/3
Articulation flottante au niveau du cou-de-pied	41 2/3 à 66 2/3
Ankylose rectiligne du genou	41 2/3
Ankylose angulaire du genou...........	50
Articulation flottante au niveau du genou.	58 1/3
Atrophie des muscles d'une jambe.......	33 1/3 à 50

Cuisse.

Perte d'une cuisse....................	66 2/3 à 75
Ankylose rectiligne d'une hanche........	50
Ankylose angulaire d'une hanche.......	58 1/3
Atrophie partielle ou totale des muscles de la cuisse..............................	33 1/3

Consolidation vicieuse de la cuisse et de la jambe avec raccourcissement du membre, ou gêne des mouvements du genou ou du cou-de-pied ou des deux 25 à 66 2/3 p. 100.

Une névrite ou une lésion nerveuse concomittante augmente le dommage de 25 p. 100.

p. 100

Les deux membres inférieurs

Perte des deux membres inférieurs au niveau des cuisses........................	100
Perte d'une cuisse d'un côté, et d'une jambe de l'autre..........................	100
Paralysie totale des deux membres inférieurs.................................	100
Arthrite chronique d'une jointure.......	16 2/3 à 66 1/3

Nous croyons être utile aux médecins experts en donnant ci-après le tarif des honoraires appliqués aux expertises qui jouissent du bénéfice de l'assistance judiciaire :

Décrets du 18 juin 1811.

ART. 17. — Chaque médecin ou chirurgien recevra, savoir :
1° Pour chaque visite et rapport, y compris le premier pansement, s'il y a lieu :

Dans notre bonne ville de Paris.........	6 francs.
Dans les villes de 40.000 âmes et au-dessus.	5 —
Dans les autres villes et communes...... .	3 —

ART. 22. — Chaque expert ou interprète recevra pour chaque vacation de 3 heures, et pour chaque rapport, lorsqu'il sera fait par écrit, savoir :

A Paris	5 francs.
Dans les villes de 40.000 âmes et au-dessus.	4 —
Dans les autres villes et communes.......	3 —

Les vacations de nuit seront payées moitié en sus.

Il ne pourra être alloué pour *chaque journée* que *deux* vacations de jour et *une* de nuit.

En cas de déplacement de l'expert, il touchera 4 fr. 50 par myriamètre, autant à l'aller qu'au retour.

En cas de séjour, il peut toucher quatre vacations de 6 francs chacune, pour frais de séjour.

LOI du 9 avril 1898, sur les accidents du travail.

Mémoire des honoraires dus à M. _______________, docteur-médecin à _______________, expert nommé dans l'instance pendante entre X _______________, ouvrier à _______________, contre Y _______________, industriel à _______________ .

Nos D'ORDRE	DATE des OPÉRATIONS	AUTORITÉS qui ont ordonné les VISITES ET OPÉRATIONS	NATURE des OPÉRATIONS	NOMBRE DE			
				Vacations.	Opérations plus difficiles que la simple visite.	Myriamètres parcourus.	Jours de séjour.
1	?	Jugement du tribunal de.... en date du..... 1901.	Prestation de serment,	1			
2			Voyage à........... aller et retour .... kilomètres.			?	?
3			Examen du blessé.	2			
4			Étude du dossier.	2			
5			Rédaction du rapport.	2			
6			Etc.				

RÉCAPITULATIONS	NOMBRE	PRIX	MONTANT	ARTICLES du RÉGLEMENT	TAXE du JUGE	OBSERVATIONS
Vacations..........	?					
Opérations plus difficiles............						
Myriamètres parcourus..........						Ces trois colonnes sont à laisser en blanc.
Jours de séjour............						
			Totaux.....			

Le soussigné, docteur médecin, certifie le présent mémoire pour la somme de _______________ .

N_______________ , le _______________ 190 .   *Signature :*

TABLE DES MATIÈRES

www.ingramcontent.com/pod-product-compliance
Lightning Source LLC
LaVergne TN
LVHW021442170726
843501LV00005B/1459